Tratamento jurídico do paciente com câncer

Daniela Andrade Santos

2022

Dados Internacionais de Catalogação na Publicação (CIP)
(Câmara Brasileira do Livro, SP, Brasil)

Santos, Daniela Andrade
Tratamento jurídico do paciente com câncer / Daniela Andrade Santos. -- 1. ed. -- São Paulo : Ed. da Autora, 2022.

Bibliografia.
ISBN 978-65-00-54773-3

1. Câncer - Tratamento 2. Câncer - Aspectos jurídicos 3. Direito à saúde 4. Direito constitucional 5. Direitos fundamentais I. Título.

22-132741 CDU-342.7(81)

Índices para catálogo sistemático:

1. Brasil : Direito à saúde : Direitos fundamentais 342.7(81)

Aline Graziele Benitez - Bibliotecária - CRB-1/3129

Capa: Giovanna Quemello Borges
Diagramação: Luciano Quemello Borges

Agradeço a Deus pelas oportunidades que me foram dadas, por ser luz em meu caminho, por estar sempre presente em cada momento da minha vida, por ter me guiado nessa longa caminhada e por colocar anjos que me incentivaram a nunca desistir.

Este livro é dedicado em especial aos meus avós, Daniel Andrade e Benedita Andrade (*in memoriam*), pelo incentivo, pela inspiração, amor e carinho que me levou a escrever esse trabalho. Tenho a certeza de que, não importa onde estejam, estarão comemorando a minha vitória, que é nossa, pois sem vocês, eu não teria conseguido.

E em especial aos meus pais, Maria Valdice Andrade Santos e José Ribeiro do Santos pelo seu amor inestimável, pois trabalharam muito para eu chegar até aqui. Por estarem sempre comigo nesta luta e nunca me abandonarem, demonstrando todo o amor e paciência.

Ao meu querido irmão, Geraldo Andrade dos Santos, com seu amor infinito e apoio incondicional.

Meu agradecimento por todo apoio, incentivo, carinho, e companheirismo à Marcos Franze, que nesses anos me incentivou a nunca desistir e sempre lutar pelos sonhos e minha sogra Silvia R. Graciano Franze, pelo carinho, apoio e amizade.

Aos meus amigos de coração, Dra. Tania Couto Ribeiro, Cosme Andrade, Maria José Menezes Souza, Ana Carolina Menezes Sousa, José Elielson de Souza e Ana Nara por me apoiarem nos momentos mais difíceis.

À Faculdade Ages, pelo trabalho desempenhado durante todo o curso, bem como por me proporcionar a oportunidade de estudar no curso de Direito e realizar um sonho. Agradeço ao professor Rusel Barroso, Diretor Adjunto, pela atenção, pelo cuidado, obrigada pelo apoio, que me ajudou a não desistir do meu sonho.

À minha orientadora, Prof.ª Tanise Zago Thomazi, pelo carinho, pela dedicação e paciência para comigo, pelo profissionalismo, incentivo constante e por todo o conhecimento que me foi prestado.

Aos mestres, por sua vocação inequívoca, por não pouparem esforços como interlocutores dos alunos e por suprirem eventuais falhas e lacunas, em especial, aos professores Celso Portela, Erlon Martins, Paulo, Augusto, Magna Pires, Fernanda e Franciele, Celso Melo, Thelmer, Luciano, pelo profissionalismo, pela dedicação, pelo amor à profissão e principalmente pelo respeito para com os educandos.

Aos amigos da Faculdade Ages, Dra. Ana Paula, Dr. Antônio Luiz, Dra. Graziela Matos, Dr. Diego Santa Rita é José Junior incentivo e apoio, que foram constantes.

Aos funcionários da IES, pelo convívio e zelo demonstrado ao longo do curso.

O meu agradecimento também, pela amizade nesta nova etapa da minha vida, as Advogadas, Dra. Rita de Cassia Lira, Dra. Adriana Gomes Pereira, Dra. Maria Cristina Silva Consta, Dra. Erika Siqueira Mazzeo Lopes, Dra. Fernanda Corvetto Rosado e Dr. Manoel Martins Gonzales.

A todos que contribuíram, de alguma forma, para a realização deste trabalho.

NOTA DA AUTORA

Este livro aborda o direito constitucional à saúde elencado nos seus referentes artigos a importância desses direitos para os pacientes com doenças graves, tendo como foco a realidade dos descasos da saúde pública no Brasil, uma vez que, todos os dias, os meios de comunicação divulgam o descaso do Poder Público com quem necessita de atendimentos básicos de saúde, evidenciando-se a incapacidade do Estado no tocante ao cumprimento de um dever constitucional e um direito social de todos os cidadãos previstos na Constituição Federal. Neste sentido, tem por objetivo destacar a importância das informações para os operadores da área de direito, principalmente no que concerne a sua aplicação em um importante ramo da esfera social. Assim, a obra também traz a relação entre o médico e o paciente, que faz a diferença no tratamento do portador de neoplasia maligna (câncer), pois, quando um paciente se depara com a notícia da doença, todo e qualquer tipo de benefício auxilia na recuperação da saúde. Neste entendimento, é de grande seriedade falar a respeito da saúde, um bem valioso para o ser humano. O período da doença é, possivelmente, uma das maiores mudanças na rotina e na vida de qualquer pessoa e de sua família. Neste contexto, busca-se o atendimento mais integrado possível, a fim de auxiliar a percorrer os caminhos administrativos de forma segura e correta, contribuindo muito para que os pacientes passem pela doença da melhor forma possível.

SUMÁRIO

SUMÁRIO

1
INTRODUÇÃO

A presente obra vem argumentar acerca da dimensão da responsabilidade e eficácia da Constituição Federal perante os direitos fundamentais inerentes à saúde, a qual o Estado tem o dever de garanti-la, uma vez que ela é direito de todos, garantida mediante políticas sociais e econômicas que visem à redução do risco de doenças e, assim, trabalhar a proteção e recuperação dessas pessoas. Sabe-se que a maior preocupação do ser humano é a saúde, para, deste modo, se ter uma vida digna, pois é o bem mais valioso e importante.

É decorrente de tais preocupações com os valores e direitos que se prioriza a discussão em torno da saúde, que é um problema social, político, científico, tecnológico e prático, estando presente há vários séculos. A saúde é o significado de uma vida digna, e ter dignidade é ter saúde para, assim, poder trabalhar, estudar e ser feliz. Neste sentido, amparam-se os direitos e as garantias para o alcance da efetivação de uma saúde de qualidade à população que dela necessitar.

Desta forma, os portadores de doenças graves enfrentam diversos problemas na sociedade, principalmente, referentes aos seus direitos que devem ser garantidos pela União, pelo Estado e pelos municípios. Deste modo, além de enfrentar a rejeição social, o abalo psicológico e familiar, um dos maiores problemas afrontados é a dificuldade de acesso a tratamentos, assistência médica, assistência aos medicamentos e aos benefícios para tornar efetivo o atendimento ao paciente, impondo, assim, uma vida digna, diante da crueldade das doenças.

Neste sentido, encontra-se a busca pela prevenção da doença e pelo tratamento efetivo, ou seja, a busca pelos direitos fundamentais à saúde, efetivando, portanto, todos os seus direitos perante a União, o Estado e os municípios. Isso significa que todos os cidadãos residentes no Brasil têm direito de receber tratamento pelos órgãos de assistência médica mantidos pela União, pelos Estados e pelos municípios, assistência esta denominada de SUS – Sistema Único de Saúde.

Para estabelecer direitos e garantias fundamentais aos médicos e também aos pacientes, foi criado e aprovado o Código de Ética Médica pelo Conselho Federal de Medicina, que regulariza as diretrizes e os direitos dessa categoria. Assim, entre as normas estabelecidas que venham a disciplinar a conduta médica, está o dever de zelar e trabalhar com o objetivo de alcançar o bem-estar do paciente. Diante disso, é de suma importância mencionar o capítulo I do Código de Ética, que destaca os princípios fundamentais que regem a atuação médica que assevera ser a "Medicina uma profissão a serviço da saúde do ser humano e da coletividade e será exercida sem discriminação de nenhuma natureza".

Assim, também traz a importância do dever de informação que o médico tem para seu paciente, ou seja, a informação clara e acessível é uma arma poderosa, pois, ciente do seu diagnóstico e das opções de tratamento, o paciente pode manifestar sua vontade, tomando todas as suas decisões sobre o que quer para sua vida.

Portanto, o dever de informação entre médico-paciente é instituído pelo Código de Ética Médica, amparado constitucional e doutrinalmente, sendo, desta maneira, um direito fundamental inerente à reabilitação de um paciente. É um direito que deve ser prestado de forma clara e objetiva, obedecendo aos sentimentos e ao estado de fragilidade do paciente. O trabalho também se preocupa com o sofrimento que a doença causa ao paciente, pois entende que seria inútil prolongar a vida e o sofrimento daqueles que estão em estado terminal, aguardando lentamente a sua morte. Por isso que o trabalho traz a discussão da distanásia que é a inversão da eutanásia.

Neste liame, o último capítulo traz a importância dos direitos relacionados ao postado de câncer, sendo discutida a seriedade desses direitos para o paciente que se encontra em um estado de fragilidade.

Assim, os direitos dos portadores de câncer são estabelecidos por cartilhas e leis, sendo o Estado responsável por elas. É através dessas normas que se estabelecem os benefícios inerentes ao paciente, sendo eles, a isenção de pagamento do Imposto de Renda, que incide na aposentadoria, o auxílio-doença, como também a quitação de imóvel, auxílio transporte, isenção de IPI, ICMS e IPVA na aquisição de veículos especiais, entre outros, que serão abordados no segundo tópico deste capítulo.

O trabalho também aborda sobre a Lei 12.732/2012, que obriga o Sistema Único de Saúde (SUS) a iniciar o tratamento de pacientes com câncer em até 60 dias. Essa lei traz para o paciente não só o acesso à saúde, mas a sua dignidade perante uma doença terrível.

Assim, esta obra estrutura-se em três capítulos, dos quais, o segundo discute o direito à saúde, dando ênfase à Constituição Federal, focando nos artigos que fundamentam o direito à saúde. No terceiro, apresenta-se a relação jurídica entre médico-paciente, discutindo a importância dessa relação, trazendo o Código de Ética Médica, com foco no direito, inerente ao médico-paciente e seus direitos, à informação, e, também, em relação à distanásia, e, no quarto capítulo, referem-se aos direitos do portador de neoplasia maligna (câncer), por isso, o objetivo do trabalho é analisar os direitos referentes à saúde, principalmente, os direitos daquele que é portador desta doença impactante que traz várias reações devastadoras para o ser humano.

Por fim, são tecidas as considerações finais, bem como a bibliografia, que vem apoiar à pesquisa, com base na Lei, Doutrina e Jurisprudência atual brasileira. No campo científico, faz-se necessário o estudo do tema na medida em que desmistificará possível confusão no tocante à interpretação e aplicação do dispositivo em estudo, além de aumentar o corpus teórico da matéria estudada e também analisar o olhar científico do operador do direito acerca da problemática, visto ser um tema atual que desperta curiosidade.

2
O DIREITO À SAÚDE

2.1 Breve evolução histórica da Saúde

A Constituição Federal de 1988 vem positivar o direito à saúde[1] no Brasil, mas, muito antes disso, em 1946, foi criada a Organização Mundial de Saúde (OMS), que tem como objetivo estabelecer medidas de proteção, direito e saúde às pessoas. A OMS tem sua origem nas guerras do fim do século XIX (México, Crimeia). Após a Primeira Guerra Mundial vem a preocupação com a saúde, devido aos feridos e às doenças que se espalham no mundo, criando uma agência especializada, subordinando-se à Organização das Nações Unidas com sede em Genebra, composta por 193 países, em que se incluem todos os Estados membros da ONU. Segundo o autor Naomar de Almeida Filho:

> Em 1946, talvez buscado alívio para o espirito depressivo do pós-guerra, a Organização Mundial da Saúde (OMS) reinventou o nirvana e chamou-o de "saúde": "estado de completo bem-estar físico, mental e social, e não meramente ausência de doença ou incapacidade" (2011, p.10).

Devido à grande preocupação com doenças e com pessoas feridas pós-guerra, a comunidade internacional sentiu-se na obrigação de criar um órgão especializado na assistência à saúde, criando a Organização Mundial da Saúde (OMS), que, além de coordenar os esforços internacionais para controlar surtos de

---

1 Dicionário Aurélio: sf 1. Estado daquele cujas funções orgânicas, físicas e mentais se acham em situação normal. 2. Brinde à saúde de alguém.

epidemias, como a malária e tuberculose, a OMS disponibilizava os diagnósticos precoces, vacinação e medicamentos que protegiam no combate a tais doenças.

O objetivo da OMS é disponibilizar informação aos direitos das pessoas e, assim, estabelecer que a saúde não só se define no bem-estar físico, mental, social e a ausência de incapacidade, mas, também, trazia a preocupação, com tais diagnósticos negativos que envolviam a sociedade pós-guerra (FILHO, 2011). Maria de Fátima Freire de Sá traz em seu livro:

> A vida é um dos valores inerentes á pessoa humana. Sua origem permanece misteriosa: é da natureza. O máximo que se pode dizer é que há uma associação de elementos que a produzem, ou entender determinadas condições em que ela se produz. Certo é que, sem a vida, a pessoa humana não existe como tal (2005, p.25).

O primeiro trabalho da OMS, segundo Naomar (2011), foi no lugar espiritual chamado de Alma, Alma Ata, para fazer o lançamento da campanha mundial pela atenção primária à saúde. Com o intuito de desenvolver a sua universalização, a OMS buscou demostrar a seriedade da saúde que todos soubessem e reivindicassem os seus direitos. Países pós-modernos, como Brasil, Canadá e Holanda, contribuíram e apoiaram a OMS, estabelecendo que a saúde seja direito de todos os cidadãos, bem como um compromisso do governo que deve ser respeitado.

Portanto, o Brasil teve participação fundamental na história da Organização Mundial da Saúde, pois foi de autoria dos delegados do Brasil, sendo criada pela Organização das Nações Unidas, o estabelecimento de um organismo internacional de saúde pública de alcance mundial. Desde então, Brasil e a OMS desenvolvem intensa cooperação a respeito do bem-estar à saúde[2] (NAOMAR, 2011).

A saúde é um problema grave, que precisa ser resolvido no mundo. Isso porque se trata de uma questão de saúde pública que, desde muito tempo, vem se alastrando devido à ausência de saneamento básico, higiene, pobreza extrema, educação e o aumento da temperatura climática. Neste contexto, discorre Júlio Cesar Ballerini Silva:

> Nesses termos, não se pode deixar de esclarecer que o ser humano, enquanto mamífero que é sempre buscou proteger a sua saúde, como correlata da própria vida, com hábito primais, como, por exemplo, o habito herdeiro na própria cadeia evolutiva, de lamber feridas visando sua cicatrização, antes mesmo de concepção de tratamento a saúde, de cogitação a respeito de medicamento [...] (2009, p.49).

Assim, analisa-se que o ser humano já nasce com a concepção de se cuidar, protegendo sua própria saúde desde os primários. Dessa forma, compreende Sá (2005) ao estabelecer que foi somente por meio dos séculos que o direito à vida passou a ser reconhecido e protegido como bem jurídico, sendo assim, concretizar por meios das garantias legais e dos textos normativos que se sucederam devido à evolução da sociedade.

No Brasil, através da Constituição de 1967 e da emenda Constitucional de 1969, garantiram-se os direitos fundamentais

---

[2] Wikipédia, a enciclopédia livre. Organização Mundial da Saúde. Disponível em: <http://pt.wikipedia.org/wiki/Organização Mundial da Saúde. Acesso em: 18 ago. 2013.

para os cidadãos, diante do artigo 153, caput[3], que é inviolável o direito à vida e associável ao direito à saúde (TAVARES, 2006). O Brasil, com a grande preocupação referente à saúde e à vida, atribuiu, por meio da legislação penal, em 1830, a pena aos homicídios, garantindo, assim, a todos, na forma da lei, o direito à vida.

Entretanto, esse direito só veio se concretizar por meio da Constituição Federal de 1988 (SÁ, 2005). Desta forma, foi disposto, no capítulo primeiro da Carta Magna, o tópico referente aos Direitos e Deveres Individuais e Coletivos, como parte integrante do tópico dois, atinente aos Direitos e às Garantias Fundamentais. Isso porque o direito à saúde é indispensável a todos os brasileiros e estrangeiros residentes no país. Compartilha desse entendimento Igor Wolfgang Sarlet:

> Pela sua revência sob o aspecto de garantia do próprio direito à vida, poder-se-á ter como certo que o direito à saúde, ainda que não tivesse sido reconhecido expressamente pelo constituinte, assume a feição de direito fundamental implícito, a exemplo, aliás, do que acorre em outras ordens constitucionais, como é o caso da argentina, ao menos segundo parte da doutrina, e da Alemanha (2009, p.325).

Sabe-se que a maior preocupação do ser humano é com a saúde, visto ser o bem mais valioso e importante para se viver. Decorrente de tais preocupações com os valores e direitos fundamentais à vida, no decorrer dos anos, foram criadas leis que garantem a aplicação dos direitos fundamentais e legitima a

---

3 Art. 153. A Constituição assegura aos brasileiros e aos estrangeiros residentes no País a inviolabilidade dos direitos concernentes à vida, à liberdade, à segurança e à propriedade, [...].

assistência à saúde a todos, de forma isonômica. Diante disso, Tavares afirma ser a saúde "o mais básico de todos os direitos, no sentido de que surge como verdadeiro pré-requisito da existência dos demais direitos consagrados constitucionais. É, por isto, o direito humano mais sagrado" (2006, p. 491).

Nesta amplitude, a Constituição Federal de 1988 trouxe vários artigos que estabelecem ser a saúde um direito de todos e um dever que deve ser garantido pelo Estado. Os artigos 5º[4] e 6º fazem referência à saúde como um direito social e pessoal indispensável, indelegável e irrenunciável. Concomitante, os artigos 196 a 200, todos da Constituição Federal, tratam da matéria, ao dispor que a saúde é um dever do Estado, devendo ser garantida a todos mediante políticas públicas voltadas ao acesso universal e de qualidade.

2.2 Constituição Federal

O Direito à saúde é assegurado constitucionalmente para proteção da sociedade brasileira, de modo que este direito deve ser entendido como primordial em qualquer situação. Neste liame, a Constituição expressa o artigo 6º[5], garantindo que a saúde é um direito social inerente a todo cidadão brasileiro. E, dessa forma, deve ser garantida a todos, por meio de políticas públicas através do acesso universal e igualitário a toda população.

---

[4] Art. 5º Todos são iguais perante a lei, sem distinção de qualquer natureza, garantindo-se aos brasileiros e aos estrangeiros residentes no País a inviolabilidade do direito à vida, à liberdade, à igualdade, à segurança e à propriedade, nos termos seguintes:

[5] Art. 6º São direitos sociais a educação, a saúde, a alimentação, o trabalho, a moradia, o lazer, a segurança, a previdência social, a proteção à maternidade e à infância, a assistência aos desamparados, na forma desta Constituição.

Diante de tais dispositivos, verifica-se a absoluta imposição constitucional do Estado, que é garantir a todos o acesso básico à saúde, de modo a não poder abster-se, de forma alguma, a cumprir tal preceito que lhe fora constitucionalmente imposto. Ademais, deve-se ter em mente que, conforme impõe o art. 5°, § 1°[6], da nossa Magna Carta, as normas definidoras dos direitos e das garantias fundamentais têm aplicação imediata, de modo que se tem afastada qualquer aplicação reducionista de tal direito fundamental. No entendimento de Morais: "A Constituição Federal proclama, portanto, o direito à vida, cabendo ao Estado assegurar em sua dupla acepção, sendo a primeira relação ao direito de continuar vivo, e a segunda de se ter vida digna quanto à subsistência" (2012, p.34).

No entendimento de Morais (2012), ele traz a importância de se dar atenção à saúde desde a sua concepção, que se inicia na gravidez com o auxílio, a proteção e o acompanhamento da gestante, primando sempre pelo desenvolvimento afetivo da mãe com o feto ou embrião. Assim, é pertinente ressaltar que a Constituição Federal protege a vida de forma geral, inclusive a uterina.

Dessa forma, diante da proteção legal, a Constituição Federal estabelece, em seu artigo 194, que a seguridade social compreende um conjunto integrado de ações de iniciativa dos Poderes Públicos e da sociedade destinado a assegurar os direitos

---

6 Art. 5° Todos são iguais perante a lei, sem distinção de qualquer natureza, garantindo-se aos brasileiros e aos estrangeiros residentes no País a inviolabilidade do direito à vida, à liberdade, à igualdade, à segurança e à propriedade, nos termos seguintes:
§ 1° - As normas definidoras dos direitos e garantias fundamentais têm aplicação imediata.

relativos à saúde, à previdência e à assistência social. Segundo Igor Wolgang Sarlet:

> Mesmo assim, basta uma leitura superficial dos dispositivos pertinentes (arts. 196 a 200) para que se perceba que nos encontramos, em verdade, no que diz com a forma de positivação, tanto em face de uma norma definidora de direito, quando diante de normas de cunho programático (impositivo), enunciado (no art. 196) que a saúde é direito de todos e dever do Estado, além de impor aos poderes públicos uma série de tarefas nesta seara (como a de promover políticas sociais e econômicas que visem á redução de risco de doença e de outros agravos além de estabelecer o acesso universal e igualitário ás ações e prestações nesta esfera) (2009, p.323).

A Seguridade Social trata de ações que devem ser iniciadas pelo Poder Público e pela sociedade para estabelecer direitos relativos a tudo que envolve a saúde, cabendo ao Poder Público promover políticas públicas de informação e prevenção que visem reduzir os riscos de doenças na sociedade. Neste sentido, Alexandre de Morais preceitua que:

> A seguridade social compreende um conjunto integrado de ações de iniciativa dos poderes públicos e da sociedade, destinada a assegurar os direitos relativos à saúde, à previdência e à assistência social. Determinou a Constituição que a seguridade será financiada por toda a sociedade, de forma direita ou indireta, nos termos da lei, mediante recursos provenientes dos orçamentos da União, dos Estados, do Distrito Federal e dos Municípios, e das seguintes contribuições sociais (2012, p.860).

Estes preceitos devem ser entendidos enquanto direitos individuais, razão pela qual a saúde deve ser protegida por meio de políticas públicas e sociais, que visem o bem-estar do ser humano, tendo em vista que este direito é fundamental a todos os cidadãos e, por isso, deve ser efetivado. Compartilha deste entendimento Novelino, quando vem discutir que: "Todos os indivíduos são destinados dos direitos sociais, ainda que a finalidade principal desses direitos seja a proteção dos hipossuficientes e dos mais fragilizados, que são os maiores dependentes das proteções materiais provindas do Estado" (2010, pp. 469-470).

No entanto, fica evidente a dificuldade que existe para a garantia do direito quando se considera a amplitude da significação do termo saúde e a sua complexidade. Não basta apenas declarar que todos têm direito à saúde; é indispensável a eficácia a esses direitos pelos órgãos estatais competentes. Diante disso, Tavares traz o entendimento do STF:

> Neste sentido, o S.T.F. já reconheceu o Direito à saúde [...] representada consequência constitucional indissociável do direito à vida. O poder Público, qualquer que seja a esfera institucional de sua atuação no plano da organização federativa brasileira, não pode mostrar-se indiferente ao problema da saúde da população, sob pena de incidir, ainda que por censurável omissão, em grave comportamento inconstitucional.

Com a Carta Magna de 1988, especialmente os art. 196 a 200, a Constituição Federal reconheceu o direito à saúde, garantindo, assim, juridicamente, a sua aplicação, visando assegurar o bem-estar do ser humano. Deste modo, como muitos direitos contidos na Constituição Federal, carece de eficácia, sendo que a realidade é muito diferente do que está expresso no papel. Muitos cidadãos brasileiros se encontram em condições degradantes e desumanas, devido à falha no sistema de saúde pública brasileira, mostrando que a saúde, no Brasil, está na UTI.

Assim, os artigos 196 a 199 da Constituição Federal, como já foi visto, deixaram claro que é dever do Estado garantir a saúde de todos. O Estado, neste caso, refere-se a todos os entes da Federação: União Federal, Estados, Municípios e Distrito Federal. Neste contexto, o artigo 198[7] da CF traz as ações e os serviços públicos de saúde que se unem a uma rede regionalizada e hierarquizada e constituem um sistema único, organizado de acordo com as suas seguintes diretrizes, para amparar as garantias estabelecidas.

A Constituição Federal também vem definir no seu inciso II do art. 23[8], que é de competência comum da União Federal, dos Estados, do Distrito Federal e dos municípios, cuidar da saúde e assistência pública e da proteção e garantia das pessoas portadoras de deficiência. Verifica-se que o legislador deu grande ênfase a esse direito, bem como sua enorme abrangência, de modo que se mostra, absolutamente, pertinente sua efetivação, mas, na prática, esses benefícios ficam ainda sem efetividade, a mercê da lei.

A sensação é que muitos direitos previstos no ordenamento jurídico brasileiro, inclusive os referentes à saúde, não saem do papel, sua eficácia é precária, prejudicando o ser humano na sua busca pela saúde. Segundo Diniz (2007), que

---

[7] O art. 198 da Constituição Federal estabelece que as ações e os serviços públicos e saúde integram uma rede regionalizada e hierarquizada e constituem um sistema único [...]".

[8] Art. 23. É competência comum da União, dos Estados, do Distrito Federal e dos Municípios: II - cuidar da saúde e assistência pública, da proteção e garantia das pessoas portadoras de deficiência.

argumenta a respeito do art. 37, § 6º[9], da Carta Constitucional, reporta-se ao comportamento comissivo do Estado, pois só uma atuação positiva pode gerar e produzir efeito. Logo, para haver responsabilidade objetiva do poder público, cumpre que haja um comportamento comissivo, uma vez que, sem ele, jamais haverá causa.

O fato é que o Estado deve atuar, positivamente, na consecução de políticas que visem à efetivação do direito à saúde, no entanto, há uma gama de barreiras burocráticas, econômicas e políticas que emperram a efetivar a aplicação desses direitos. Inúmeros são os descasos com a saúde no Brasil, o que mostra a falta de aplicabilidade das normas elencadas na Constituição Federal, que asseveram que é um dever do Estado assegurar a todos os brasileiros o direito a uma saúde de qualidade.

Em uma sequência lógica, o artigo 197[10] da Constituição expressa que a saúde é um serviço de relevância pública, e o artigo 198[11], inciso II, versa que as ações e os serviços públicos de saúde devem ter atendimento integral, com prioridade para as atividades

---

9 Art. 37. A administração pública direta e indireta de qualquer dos Poderes da União, dos Estados, do Distrito Federal e dos Municípios obedecerá aos princípios de legalidade, impessoalidade, moralidade, publicidade e eficiência e, também, ao seguinte:
§ 6º - As pessoas jurídicas de direito público e as de direito privado prestadoras de serviços públicos responderão pelos danos que seus agentes, nessa qualidade, causarem a terceiros, assegurado o direito de regresso contra o responsável nos casos de dolo ou culpa.

10 Art. 197. São de relevância pública as ações e serviços de saúde, cabendo ao Poder Público dispor, nos termos da lei, sobre sua regulamentação, fiscalização e controle, devendo sua execução ser feita diretamente ou através de terceiros e, também, por pessoa física ou jurídica de direito privado.

11 Art. 198. As ações e serviços públicos de saúde integram uma rede regionalizada e hierarquizada e constituem um sistema único, organizado de acordo com as seguintes diretrizes:

preventivas, sem prejuízo dos serviços assistenciais, e é dever do ente público também aparar o prejuízo que deu causa à conduta do responsável.

No entanto, a realidade é totalmente diferente, o que se vê, no dia-a-dia, nos hospitais públicos, é um descaso com a saúde pública: falta de equipamentos, profissionais capacitados e prédio em péssimas condições, para garantir a assistência ao atendimento médico. Para isso, foi criado o artigo 199 da CF, que permite que a iniciativa privada, os hospitais particulares, laboratórios, entre outros, por meio de convênios, participem de forma complementar do Sistema Único de Saúde, contribuindo, assim, para diminuir os problemas da saúde pública brasileira. Neste contexto, o artigo 199 da CF afirma que:

> Art. 199. A assistência à saúde é livre à iniciativa privada.
> § 1º - As instituições privadas poderão participar de forma complementar do sistema único de saúde, segundo diretrizes deste, mediante contrato de direito público ou convênio, tendo preferência as entidades filantrópicas e as sem fins lucrativos.
> § 2º - É vedada a destinação de recursos públicos para auxílios ou subvenções às instituições privadas com fins lucrativos.
> § 3º - É vedada a participação direta ou indireta de empresas ou capitais estrangeiros na assistência à saúde no País, salvo nos casos previstos em lei.
> § 4º - A lei disporá sobre as condições e os requisitos que facilitem a remoção de órgãos, tecidos e substâncias humanas para fins de transplante, pesquisa e tratamento, bem como a coleta, processamento e transfusão de sangue e seus derivados, sendo vedado todo tipo de comercialização.

Para Alexandre de Morais, a assistência social será prestada a quem dela necessitar, independentemente de contribuição, pois não apresenta natureza de seguro social, sendo realizada com recursos do orçamento da seguridade social, previsto no artigo 195, além de outras fontes, e organizada com base na descentralização político-administrativa, cabendo à coordenação e às normas Federais, Estaduais e Municipais, bem como outras entidade e da assistência social, por meio de organização de controle de todos os níveis: familiar, maternidade, entre outros (2012, p.867).

A ausência de profissionais qualificados e comprometidos, bem como, a falta de estruturas nos hospitais por falta de aparelhos, medicamentos e estrutura física do hospital agravam a saúde no Brasil. A precariedade dos centros de saúde, atrelado à ausência de diálogo aprofundado entre médico-paciente, são fatores que tornam mais difícil a consecução da eficácia ao direito à saúde e à assistência prevista na Constituição Federal, refletindo em uma proteção fingida e forjada.

Logo, não obstante o direito à saúde ser previsto constitucionalmente, a realidade vivenciada por muitos brasileiros e mostrada corriqueiramente através dos meios de comunicação revela o descaso, e, diante disso, nossos governantes e o Estado não resolvem o problema da assistência à saúde e, com isso, a população, principalmente, a menos favorecida, sofre com o descaso e a precariedade do sistema de saúde fornecido pelo Estado. Marcelo Novelino discute que:

> Convive-se com graves e profundos níveis de desigualdade social, regional e, sobretudo, racial, que fazem com que tenhamos a coexistência de duas categorias de indivíduos: os cidadãos, aqueles, em geral, brancos e ricos, a quem são

> garantidas moradia, trabalho, educação, atendimento médico, acesso à justiça, etc.; e os párias da sociedade, excluídos do acesso aos mais elementares dos direitos da cidadania, a quem só resta a perspectiva da discriminação econômica e racial; da convivência diuturna com padrões extremos de violência; da submissão à ordem paraestatal instituída pelo narcotráfico e pelo crime organizado, do desrespeito e dos abusos perpetrados por uma polícia despreparada e corrompida e, sobretudo, da perspectiva da morte antes da chegada à idade adulta (2010 ,p.198).

Portanto, todos os benefícios que se apliquem à saúde são indispensáveis para que a população viva bem e com qualidade. Seu alcance só advém através de políticas sociais e econômicas que contribuam para o desenvolvimento do sistema público de saúde e auxiliem na redução do risco de doença e de outros agravos. Disponibilizar a todos os cidadãos condições iguais de acesso às ações e aos serviços de promoção, proteção e recuperação da saúde é primordial. Esse também é o entendimento de Magalhães, ao afirmar que:

> À saúde não implica somente direito de acesso à medicina. Quando se fala em direito à saúde, refere-se à saúde física e mental, que começa com a medicina preventiva, com o esclarecimento e a educação da população, higiene, saneamento básico, condições dignas de moradia e trabalho, lazer, alimentação saudável na quantidade necessária, campanhas de vacinação, dentre outras coisas (2002, p.6).

Entretanto, o que se pode analisar é que, após todo o tempo decorrido da promulgação da nossa Lei Maior de 1988, a saúde padece de enfermidades profundas, fazendo com que os seus direitos, enquanto fundamentais, não tenham a total efetivação, conforme os ditames constitucionais. Neste contexto, para Morais: "Todos os indivíduos são destinados dos direitos sociais, ainda que a finalidade principal desses direitos seja a proteção dos hipossuficientes e dos mais fragilizados, que são os maiores dependentes das proteções materiais provindas do Estado" (2010, pp. 469-470).

Pode parecer estranho dizer que uma pessoa tem o dever de exercer os seus direitos, porque isso dá a impressão de que tais direitos são convertidos em obrigações. Mas a natureza associativa da pessoa humana, a solidariedade natural característica da humanidade, a fraqueza dos indivíduos isolados, quando devem enfrentar o Estado ou os grupos sociais poderosos, são fatores que tornam necessária a participação de todos nas atividades sociais, principalmente, no que tange ao direito à saúde.

Conforme disposto nas leis e doutrinas, pode-se analisar que é dever do Estado proteger, garantir e propiciar o direito à saúde. Diante disso, Moraes (2012) vem expressar que, para viabilizar o cumprimento desta obrigação constitucional, foi criado o SUS – Sistema Único de Saúde, que encontra arrimo no artigo 200 da Constituição Federal, com atuação nas esferas federal, estadual e municipal, garantindo a assistência à saúde.

2.3 Sistema Único de Saúde

A saúde encontra-se entre os bens intangíveis mais preciosos do ser humano, digna de receber a tutela protetiva estatal, porque se consubstancia em característica indissociável do direito à vida. Dessa forma, a atenção à saúde constitui um direito de todo cidadão e um dever do Estado, devendo estar plenamente integrada às políticas públicas governamentais, para isso, foi criado o Sistema Único de Saúde, estabelecido pela Constituição Federal.

Pela sua importância e função que exerce, no sistema, a consecução do direito à saúde se faz necessária para a promoção de condições dignas de tratamento e de cuidados a todos os brasileiros, como reza a Constituição. É indispensável, porém, que a lei preveja mecanismos para que nenhum dos direitos afirmados seja negado e que a norma alcance seu propósito, pois, não adianta prevê em códigos direitos e garantias e, na prática, a sua aplicação não ser alcançada.

De fato, há no ordenamento jurídico interno, mecanismos protetivos que consagram direitos. Pode-se citar, como exemplo, além da lei suprema, a Lei nº. 8.080, de 19 de setembro de 1990, que dispõe sobre as condições para a promoção, proteção e recuperação da saúde, a organização e o funcionamento dos serviços correspondentes e dá outras providências[12].

---

[12] Lei de nº 8.080 de setembro de 1990.

Art. 2º A saúde é um direito fundamental do ser humano, devendo o Estado prover as condições indispensáveis ao seu pleno exercício.

§ 1º O dever do Estado de garantir a saúde consiste na formulação e execução de políticas econômicas e sociais que visem à redução de riscos de doenças e de outros agravos e no estabelecimento de condições que assegurem acesso universal e igualitário às ações e aos serviços para a sua promoção, proteção e recuperação.

§ 2º O dever do Estado não exclui o das pessoas, da família, das empresas e da sociedade.

Art. 3º Os níveis de saúde expressam a organização social e econômica do País, tendo a saúde como determinantes e condicionantes, entre outros, a alimentação, a moradia, o saneamento básico, o meio ambiente, o trabalho, a renda, a educação, a atividade física, o transporte, o lazer e o acesso aos bens e serviços essenciais.

Parágrafo único. Dizem respeito também à saúde as ações que, por força do disposto no artigo anterior, se destinam a garantir às pessoas e à coletividade condições de bem-estar físico, mental e social.

Diante do artigo de Bruna Karla Anacleto Nonato, Dicézanne Gabriela de Souza Kühl, Sthéfany Attala, a respeito da Responsabilidade Civil do Estado por Omissão no SUS, destaca-se o seu significado:

> O Sistema Único de Saúde (SUS) é uma formulação política e organizacional para o reordenamento dos serviços e ações de saúde estabelecida pela Constituição de 1988. Ele é chamado de Sistema Único porque ele segue a mesma doutrina e os mesmos princípios organizativos em todo o Brasil, sob a responsabilidade das três esferas autônomas de governo federal, estadual e municipal. Assim, o SUS não é um serviço ou uma instituição, mas um Sistema que significa um conjunto de unidades, de serviços e ações que interagem para um fim comum. Esses elementos integrantes do sistema referem-se ao mesmo tempo, às atividades de promoção, proteção e recuperação da saúde[13].

Deste modo, o artigo 2º da Lei nº. 8.080/90 traz a saúde como um direito fundamental para o ser humano, bem como já argumentado pela Constituição Federal, institui o dever do Estado de garantir a saúde, estabelecendo condições igualitárias às ações e aos serviços para a promoção, proteção e recuperação do indivíduo.

A definição legal do conteúdo do direito à saúde, garantida pelo Poder Público, implica sua responsabilidade jurídica. Contudo, sabe-se que as reais dificuldades de acesso à saúde trazem um desacato à dignidade da pessoa. Pois, muitas

---

[13]EBA- Responsabilidade Civil do Estado Por Omissão do Sul Disponível em:http://www.ebah.com.br/content/ABAAAenaQAJ/responsabilidade-civil-estado-por-omissao-no-sus. Acesso em: 18 ago. 2013.

vezes, fica sem o seu direito de acesso, agravando a sua própria doença.

O capítulo II do Título VIII da Magna Carta, em seu artigo 200[14], trata, especificamente, do Sistema Único de Saúde, importante mecanismo público incumbido de salvaguardar e promover à população, de forma universal e igualitária, a prestação à saúde, principalmente, às pessoas de baixa renda. Sua finalidade e atribuição encontram-se previstas na lei, reflete-se um conjunto de ações e serviços de saúde, prestado pelos governantes e sua administração direta e indireta e também podendo ter participação da iniciativa privada.

A omissão do Estado ou de terceiros (agentes) se dá quando são constatadas falhas nos serviços públicos, ausência de sua prestação, seja ela em qualquer setor. O ser humano tem direito a uma saúde de qualidade e esse direito deve ser amparado não só pelas leis majoritárias, mas deve ser compromisso dos governos e políticos para com seus governados, pois, a saúde é um bem maior, para a sobrevivência do ser humano, devendo ser garantida por meio de um sistema de saúde eficiente e de qualidade.

---

[14] Art. 200. Ao sistema único de saúde compete, além de outras atribuições, nos termos da lei:
I - controlar e fiscalizar procedimentos, produtos e substâncias de interesse para a saúde e participar da produção de medicamentos, equipamentos, imunobiológicos, hemoderivados e outros insumos;
II - executar as ações de vigilância sanitária e epidemiológica, bem como as de saúde do trabalhador;
III - ordenar a formação de recursos humanos na área de saúde; (...)

2.4 *Dignidade e Saúde*

A saúde é um problema social que está presente há vários séculos, um problema também político, científico, tecnológico e prático. Constituída por ausência de algum tipo de doença que faz o ser humano passar mal, mas, mesmo assim, pergunta-se: o que é saúde? É uma realidade rica, múltipla e complexa, referenciada por meio de conceitos, apreensíveis empiricamente, analisáveis metodologicamente e perceptíveis por seus efeitos sobre as condições de vida dos sujeitos (FILHO, 2011, p. 15).

O termo saúde é muito abrangente, de grande diversidade, o que torna complexa a sua definição, mas sempre se procura um significado para a salvação do termo saúde. Para Júlio César Ballerini Silva, basta que se consulte um dicionário para que se tenha a concepção de que o vocabulário saúde é derivado do vocabulário latino *salute*, o que significa, etimologicamente, salvação[15]. Têm-se, assim, várias acepções. Alguns dicionários chegam a associar saúde, até mesmo, a um brinde, ou uma celebração, afastando a concepção do estado de são e sadio, como um adjetivo[16] (2009, p.27).

A saúde é o significado de uma vida digna. Ter dignidade é ter saúde para, desta maneira, poder trabalhar, estudar e ser feliz. Assim como já expresso, a Constituição Federal ampara os direitos e as garantias para o alcance da efetivação para uma vida de qualidade. Para Júlio Cesar Ballerini Silva, a saúde é associada ao

---

[15] FRANÇA, Rubens Limongi (coord.). Enciclopédia Saraiva do Direito V. 67. São Paulo: Saraiva, Brasil, 1981, p.108.

[16] FERNANDES, Francisco et alii. Dicionário Brasileiro Globo. São Paulo: globo, Brasil, 1991.

estado daquela, cujas funções orgânicas, físicas e mentais, se modifica através dos costumes, lugares, do tempo (2009, p.28).

A saúde tem vários sentidos e significados no mundo, mas o principal é estabelecer dignidade ao ser humano. Saúde em português, *salud* em castelhano, *salut* em francês e *salute* em italiano (estes últimos com uma conotação específica de saudação) derivam de uma mesma raiz etimológica: *salus* (FILHO, 2011, p.15).

O significado maior de saúde para o ser humano é a dignidade, quando não se tem saúde, fica-se a mercê de estado psicológico de acreditar que tudo está dando errado, principalmente, para pessoas de baixa renda que não têm condições, tendo como salvação procurar o sistema público de saúde para o tratamento, medicamento.

Um dos grandes princípios constitucionais observados hodiernamente, na legislação e na doutrina, bem como na jurisprudência é o da Dignidade da Pessoa Humana, positivado na Constituição Federal de 1988 – CF/88, característica essencial do Estado Democrático de Direito, sendo elevado, por muitos doutrinadores, à posição de super princípio, gerando intensos reflexos em nosso Sistema Jurídico, garantindo os direitos essenciais para o ser humano.

Para isso, serão analisadas as lições e contribuições de alguns doutrinadores, bem como a legislação vigente acerca do assunto, externando seus conceitos, sua relação com o Estado Democrático de Direito, sua positivação como Fundamento da nossa República e, finalmente, seus reflexos em três ramos do Ordenamento Jurídico brasileiro. O Estado Constitucional representa importante passo no aperfeiçoamento da regulação das relações sociais entre Estado e sociedade e numas visões de dignidade.

O constitucionalismo estrutura-se sobre um vasto sistema protetivo, cujo referencial central é o ser humano, a vida que o faz vivo, bem assim, o estado que se estrutura para o amparo de uma sociedade organizada para impor os direitos nele estabelecido, pois o valor maior que possui é a vida. Maria de Fátima Freire de Sá vem argumentar o valor da vida no seu livro *Direito de Morrer*:

> A vida é um dos valores inerentes à pessoa humana. Sua origem permanece misteriosa: é da natureza. O máximo que se pode dizer é há uma associação de elementos que a produzem, ou entender determinadas condições em que ela se produz. Certo é que, sem a vida a pessoa humana não existe (2005, p.24).

Em princípio, Sá vem trazer as condições da sociedade/humano, no ordenamento jurídico que é garantido pelos princípios constitucionais, e que vem garantir a dignidade da pessoa humana. Buscando contribuir para a definição de se atender aos anseios sociais, ambos vêm oferecer as condições mínimas imprescindíveis à sobrevivência e à dignidade do ser humano. Neste liame, Morais, em seu livro intitulado "Constituição do Brasil interpretada e legislação constitucional", argumenta a respeito do que vem a ser dignidade:

> É um direito com o qual não há parâmetros de comparação. Não é um direito valorativo, ou quantitativo, e por assim o ser deve ser tido como supremo em relação aos demais. A dignidade é um valor moral inerente ao indivíduo, que enseja o respeito de todos os outros semelhantes, e a constituição de um conjunto mínimo de condições básicas para o desenvolvimento de sua existência. Consiste num mínimo invulnerável de direitos que

> o ordenamento jurídico deve assegurar a todos de maneira indistinta (2003, p.129).

Diante do conceito citado por Alexandre de Morais, pode-se extrair que a dignidade é um valor intrínseco ao ser humano, a toda pessoa sem distinção, que o diferencia das coisas, dos objetos, de outros seres vivos e o torna merecedor de todo respeito por parte da sociedade e do Poder Estatal, devendo este criar e garantir direitos e deveres sob o prisma deste princípio para a sua efetivação.

Ao contextualizar a respeito da importância da dignidade da pessoa humana como direito fundamental, garantido pela Constituição, Marcelo Novelino afirma ser "a dignidade da pessoa humana, um dos fundamentos do Estado brasileiro" (CF, art. 1°, III), pois, "constitui-se no valor constitucional supremo em torno do qual garantam os direitos fundamentais" (2010, p. 370).

Diante do conceito citado por Alexandre de Morais e Marcelo Novelino, pode-se extrair que a dignidade é um valor intrínseco ao ser humano, a todas as pessoas sem distinção, que o diferencia das coisas, dos objetos, de outros seres vivos e o torna merecedor de todo respeito por parte da sociedade e do Poder Estatal, devendo este, criar e garantir direitos e deveres sob o prisma deste princípio para a sua efetivação, sendo estabelecido o bem maior para o ser humano que é a saúde.

A Medicina sempre foi uma área de grande importância para a sobrevivência e promoção da saúde. Esta ciência, cada dia mais, se desenvolve e nunca esteve tão preparada para eliminar sofrimentos e salvar vidas, tendo em vista o surgimento de novas tecnologias que ajudam não apenas no diagnóstico de doenças, mas, principalmente, auxiliam no tratamento e na recuperação do paciente.

Por isso é de grande relevância argumentar sobre a relação médico-paciente, tendo em vista ser o doente o foco e o principal objeto de estudo.

Mesmo com todo o avanço da tecnologia que envolve a relação entre médico e paciente, um dos papéis mais importantes para o bem-estar e a evolução positiva do paciente está na inter-relação entre os sujeitos, pois, de fato, o contato direto contribui, substancialmente, para o sucesso da intervenção e a recuperação rápida do paciente.

Diante disso, o trabalho irá desenvolver a relação jurídica do médico-paciente. Partindo da ideia de Brunello Souza Stancioli: "O objetivo maior da relação médico-paciente está aqui: o entendimento dialógico entre ambos, em que o médico (com todos os membros do corpo clinico) toma o paciente não como objeto, mas como sujeito; em suma, o 'outro' tem algo a dizer" (2004, p.12).

Por isso, é de grande importância questionar a relação jurídica existente entre o médico e o paciente, através do estabelecimento de direitos e deveres.

Fundamental no sentido de proporcionar condições transparentes e respeitosas aos sujeitos envolvidos, assim como, para impor uma relação harmônica, pois, só assim, se alcançará a finalidade do tratamento e da intervenção que é a cura do paciente, e, também, desta forma, o médico poderá cumprir com o seu brilhante trabalho de salvar vidas, com segurança e de acordo com a lei e as normas de conduta que legitimam e norteiam a sua atuação.

A relação que envolve médico e paciente é além de uma relação jurídica, ou mesmo de um contrato em que o médico tem por objetivo atender e tentar curar o seu paciente, é uma situação que envolve o bem mais valioso que é a vida do ser humano. Mas, muito mais que negócio jurídico, a relação médico-paciente apresenta-se como base da ciência médica, e tem como objetivo o comprometimento para com a saúde, o bem-estar e a dignidade.

3
NATUREZA JURÍDICA DA RELAÇÃO MÉDICO-PACIENTE

3.1 Relação Médico-Paciente

O direito à saúde é garantido por normas pré-estabelecidas, sendo ele, um dos direitos fundamentais que protege o ser humano e sua vida em sociedade. Para que se estabeleçam esses direitos e essas garantias, é de tamanha importância a qualificação de profissionais, que proporcione aos mesmos condições dignas e seguras para eles exercerem, com qualidade, suas tarefas, pois não adianta prever em códigos a garantia de tais direitos, se o Estado não proporciona aos profissionais condições honradas de trabalho.

O médico é uma das chaves fundamentais para a sociedade e para a recuperação e o diagnóstico completo da doença de uma pessoa. O objetivo do médico é procurar salvar vidas, neste contexto, Maria de Fátima Freire de Sá afirma que a:

> Vida, na Constituição Federal, não será considerada apenas no seu sentido biológico de incessante auto-ativa funcional, peculiar á matéria orgânica, mas na sua acepção biográfica mais compreensiva, Sua riqueza significativa é difícil apreensão porque é algo dinâmico, que se transforma incessantemente sem perder sua própria identidade [...] (2005, p. 31).

Assim, a vida não só terá seu valor constitucionalmente amparado pelas normas expressas, mas será sempre uma riqueza difícil de compreendê-la. Por isso, a grande importância de se compreender a relação jurídica entre o médico e o seu paciente. Neste liame, Brunello Souza Stancioli vem ressaltar essa relação entre ambos, "na relação com o médico (e todo o corpo clínico), o paciente, utilizando-se tão-somente de sua única grande arma, a própria razão, buscaria desvelar o objeto – a intervenção médico-cirurgião em si mesmo" (2004, p. 31).

Neste entendimento, para que haja uma relação harmônica, foram criados direitos e garantias fundamentais aos médicos e, também, aos pacientes. Diante disso, instituiu-se o Código de Ética Médica pelo Conselho Federal de Medicina. Dentre as diretrizes, constam, em seu texto, normas disciplinadoras e de conduta, as quais o profissional deve seguir, cabendo-lhe zelar e trabalhar, por todos os meios ao seu alcance para manter os seus direitos. Conforme consta no capítulo I do Código de Ética, estão os princípios fundamentais que regem a atuação médica que assevera ser a "Medicina uma profissão a serviço da saúde do ser humano e da coletividade e será exercida sem discriminação de nenhuma natureza"[17].

O Código de Ética Médica contempla uma série de normas que devem ser seguidas por médicos no exercício da sua profissão, independentemente da função ou do cargo que ocupem. A fiscalização do cumprimento das normas estabelecidas neste Código é atribuição dos Conselhos de Medicina, das Comissões

---

[17] I – O presente Código de Ética Médica contém as normas que devem ser seguidas pelos médicos no exercício de sua profissão, inclusive no exercício de atividades relativas ao ensino, à pesquisa e à administração de serviços de saúde, bem como no exercício de quaisquer outras atividades em que se utilize o conhecimento advindo do estudo da Medicina.

de Ética, das autoridades da área de Saúde e dos médicos em geral, conforme desprende do seu Preâmbulo[18].

Um dos pontos fundamentais do Código é garantir o direito à saúde dos pacientes, e, também, regulamentar os direitos e deveres do médico, normas essas que não estão sendo cumpridas. Como exemplo da falta de efetividade do direito à saúde, vislumbram-se os altos índices de mortalidade, como as doenças graves, a poluição do meio ambiente, os lixos, a falta de leitos hospitalares, a falta de disponibilidade de remédios, o baixo grau de recursos financeiros no investimento na área sanitária, o atendimento público da saúde, que mais parece um favor do que um direito do ser humano.

Diante da falta de efetivação não só do sistema de saúde, mas, também, do atendimento do médico ao paciente é que o Poder Judiciário se encontra superlotado, devido ao aumento da demanda das ações na justiça, requerendo o cumprimento do que determina a lei. O que fica é demonstrado por meio do Acórdão, oriundo da Nona Câmara Cível do Tribunal de Justiça do Rio Grande do Sul, que vem expressar:

> Ementa: AGRAVO DE INSTRUMENTO. DIREITO PÚBLICO NÃO ESPECIFICADO. DIREITO À SAÚDE.
> PACIENTE PORTADORA DE ENFISEMA EM AMBOS OS PULMÕES E BRONCONEUMOPATIA CRÔNICA.
> Em que pese a falta da caracterização da urgência médica, a espera pelo atendimento por prazo indeterminado, ou na ordem de 3 anos, conforme manifestação da maior autoridade municipal em

[18] Código de Ética Medica - V - A fiscalização do cumprimento das normas estabelecidas neste Código é atribuição dos Conselhos de Medicina, das Comissões de Ética, das autoridades da área de Saúde e dos m médicos em geral.

> saúde - Sr. Secretário Municipal de Saúde de Esteio -, sem notícia de diligências estatais no sentido de corrigir ou mesmo mitigar a ineficiência administrativa confessada, bem como formas de obediência à distinção legal conferida ao idoso - Arts. 2º e 3º da Lei 10.741/2003 -, merece atendimento o pedido de tratamento médico especializado à recorrente. Agravo de instrumento provido. (Agravo de Instrumento Nº 70055171151, Terceira Câmara Cível, Tribunal de Justiça do RS, Relator: Eduardo Delgado, Julgado em 26/09/2013)[19].

Vislumbra-se, por meio desde Acórdão, que, de fato, inúmeros são os casos de desrespeito aos direitos individuais e coletivos no Brasil. Isso ocorre devido à má qualidade do sistema de saúde pública, conjugado com a falta de estrutura e condições dignas de trabalho, e o despreparo de muitos profissionais, que, sem habilidade técnica, cometem inúmeras irregularidades ao exercerem a atividade médica.

A Resolução Nº. 1931/2009 do Conselho Federal de Medicina, sendo a principal regulamentação que norteia a conduta médica, foi criada para servir de guia no sentido de orientar a classe médica a agir de forma ética na busca de um relacionamento com o paciente aberto, respeitoso e profissional, para que, assim, alcance o prestígio e o bom conceito necessário para o exercício da profissão.

Qualquer ato em desconformidade com o que rege o Código de Ética Médica poderá o médico sofrer um processo disciplinar, a depender da infração que vier a cometer.

---

[19] RIO GRANDE DO SUL. Tribunal de Justiça. Agravo de instrumento provido. (Agravo de Instrumento Nº 70055171151, Terceira Câmara Cível, Tribunal de Justiça do RS, Relator: Eduardo Delgado, Julgado em 26/09/2013)

Sabe-se que cabe ao médico zelar e trabalhar pelo perfeito desempenho ético da Medicina, bem como pelo prestígio e bom conceito da profissão. Assim, os atos que ensejam a responsabilidade profissional constam-se no capítulo III da Resolução nº. 1931/2009, a qual compreende um rol taxativo de 21 artigos, que o médico está, eminentemente, proibido de praticar qualquer um daqueles atos previstos nos dispositivos[20].

Por esse motivo, a relação médico-paciente é uma relação de extrema importância para o direito à saúde e para a dignidade daqueles que estão sob cuidados médicos. Quando o profissional se desvirtua e passa atuar descumprindo o que estabelece as normas, além de ficar sujeito às penas disciplinares previstas em lei, poderá ser acionado judicialmente.

A má qualidade da saúde pública no Brasil, conjugado com os diversos erros médicos que vêm se sucedendo nos últimos anos, tem levado as pessoas a ingressarem em juízo em busca de ressarcimento. Isso vem contribuindo para o acúmulo cada vez maior de processos na Justiça.

É importante salientar que a relação existente entre o médico e o paciente compreende um negócio jurídico, substanciado por meio de contrato, seja ele tácito ou expresso. Dessa forma, o profissional deve se ater às cláusulas que regem o

---

20 Art. 1º Causar dano ao paciente, por ação ou omissão, caracterizável como imperícia, imprudência ou negligência.
Parágrafo único. A responsabilidade médica é sempre pessoal e não pode ser presumida.
Art. 2º Delegar a outros profissionais atos ou atribuições exclusivos da profissão médica.
Art. 3º Deixar de assumir responsabilidade sobre procedimento médico que indicou ou do qual participou, mesmo quando vários médicos tenham assistido o paciente.

termo contratual. Ao descumprir os termos e as normas que regem a conduta médica, ficará o profissional sujeito às penas da lei, pois, da intervenção médica se espera sempre que o paciente obtenha a satisfação de seu direito. Sendo assim, Neves afirma que:

> No âmbito jurídico não é verdadeiro afirmar que a relação contratual é diferente das demais relações contratuais porque permeada por valores éticos, extraídos do Código de Ética Médica e expostos como metajurícos. Não é só o contrato de prestação de serviços médicos que é permeado por valores éticos, todos os contratos são. Entretanto não são quaisquer valores e não são valores metajurícos. A relação contratual em foco, como qualquer outra, é informada pelos princípios da boa-fé contratual, da justiça contratual e da autonomia da vontade (p.11)[21].

A relação jurídica entre o médico e paciente é mais que um negócio jurídico, apresenta-se como base da ciência médica, é uma relação de amparo à vida, que é o bem maior para a sobrevivência do ser humano, e tem como objetivo o comprometimento para com a saúde, o bem-estar e a dignidade. Portanto, é de fundamental importância para o sucesso da intervenção médica, que haja uma estreita relação de afeto, respeito e confiança entre os sujeitos.

---

[21] Bruno Torquato de Oliveira Naves. DA RELAÇÃO JURÍDICA MÉDICO-PACIENTE: Dignidade da pessoa humana e autonomia privada. Mestrando em Direito Privado pela PUC-MG. Disponível em: ww.fmd.pucminas.br/.../Relação%20jurídica%20médico-paciente.doc e Acessado no dia 30 de Agosto de 2013.

3.2 *Direito à Informação*

No entendimento de Cavalieri (2009), busca-se discutir a importância da informação, que é um direito basilar do ser humano. Sendo assim, cumpre destacar que o médico tem o dever de prestar informação ao paciente sobre sua saúde, bem como a sua família a respeito de todo e qualquer procedimento que vier a realizar.

Isso se justifica porque ao paciente é relevante que saiba e participe de todas as etapas para a reabilitação de sua saúde. Compreende um meio em que pode nascer e fortalecer a confiança e o respeito do paciente para com o profissional. Para Stancioli (2004), a informação prestada pelo médico ao paciente deve indicar a natureza da doença, além dos prognósticos e das possíveis incertezas do decurso da enfermidade. Tal informação fornecida pelo médico deve ter o corpo básico de buscar o esclarecimento.

Um dos deveres do médico é informar ao paciente, seu representante ou responsável, a informação do diagnóstico, da evolução da enfermidade, das alternativas de tratamento, seus riscos, benefícios e suas possíveis sequelas. Neste sentido, Barbosa vem esclarecer que:

> O direito à informação não se restringe apenas à qualidade, mas à qualidade desta, ou seja, o paciente de câncer tem o direito não apenas de saber, sequer, tudo sobre o seu diagnostico, tratamento e prognóstico, como também tem o direito de receber tais informações da forma mais adequada possível, através de profissionais capacitados de modo a preservar sua integridade emocional e psicológica (2012, p.256).

O médico, como profissional capacitado no exercício da sua profissão, deve amparar o seu cliente/paciente para tutelar o bem maior que é a saúde, ou seja, deveres que são juridicamente amparados e que é direito do médico cumpri-lo. Sendo assim, ao realizar qualquer procedimento, o médico deve obter consentimento do paciente ou do seu representante legal, conforme consta no artigo 22[22] do Código de Ética Médica (Resolução CFM n°. 1. 931/2009).

É de mera responsabilidade de o médico notificar ao seu paciente tudo que ele tem direito em relação às informações a respeito de sua doença. Assim, não poderá deixar de obter consentimento do paciente ou do seu representante. Mas é preciso muita compreensão e sensibilidade, pois o objetivo precípuo da relação médico-paciente é proteger a vida. Dessa forma, Maria de Fátima Freire de Sá expressa que: "Todos esses fatores criam, muitas das vezes, certos constrangimentos na relação médico-paciente. É preciso muita competência maturidade e sensibilidade, principalmente, por parte do profissional, no sentido de redirecionar essa relação" (2005, p.34).

Dessa forma, o artigo 24 do Código de Ética Médica veda ao médico qualquer atitude no sentido de restringir o direito de o paciente decidir livremente sobre procedimento a ser realizado[23]. A informação é um direito fundamental para o paciente, além de contribuir para que haja entre o médico e seu cliente uma relação

---

[22] Art. 22. Deixar de obter consentimento do paciente ou de seu representante legal após esclarecê-lo sobre o procedimento a ser realizado, salvo em caso de risco iminente de morte.

[23] Art. 24. Deixar de garantir ao paciente o exercício do direito de decidir livremente sobre sua pessoa ou seu bem-estar, bem como exercer sua autoridade para limitá-lo.

de confiança. A satisfação ao direito do paciente/cliente perpassa pela responsabilidade que o médico possui quanto aos procedimentos realizados. Em contrapartida, esse comprometimento para com o paciente exime-o de conflitos, pois estará cumprindo com o que determina a lei.

Destarte, Antonieta Barbosa, no seu livro *Câncer - Direito e Cidadania*, afirma que:

> O direito de ser informado sobre seu estado de saúde não implícita, todavia, obrigação de receber qualquer informação. A seu critério, poderá dizer ao médico-assistente que não deseja saber detalhes sobre o seu diagnostico, tratamento e prognóstico. Os motivos são irrelevantes, pois dependem da subjetividade e da estrutura psicológica de cada pessoa. A falta de informação pode afetar o estado emocional do paciente tanto quando o seu excesso ou a forma inadequada de transmiti-la (2012, pp.253-254).

Todavia, esse direito apenas é relativizado nos casos em que a informação agrave o estado clínico do doente, quando o médico pode se recusar ou deixar de esclarecer ao mesmo, sobre seu estado de saúde. Neste caso, a informação e autorização devem ser prestadas à pessoa mais próxima ou familiar mais próximo, pois este tem legitimidade para decidir sobre o melhor procedimento a ser realizado. Neste sentido, Brunello Souza Stancioli vem argumentar que:

> Um interessante estudo nos Estados Unidos mostrou que a confiança é o fulcro da representação. Dentre os possíveis representantes avaliados, cônjuges e parceiros íntimos [incluindo amigos próximos] são os que melhor conhecem os valores e preferências dos pacientes (2004, p.71).

Deste modo, o doente, em situação de enfermidade, pode ficar sem a necessária informação, seja pelo desconhecimento, seja pela dependência do saber de outrem, que, apesar de ter o dever de informar, muitas vezes, não faz claramente, por falta de paciência, de tempo ou, até mesmo, pelo receio da reação do paciente, cujo estado emocional, provavelmente, não suportaria saber detalhes da sua enfermidade (BARBOSA, 2012, p.253).

Nesse sentido, Stancioli (2004) vem expressar que é importante, também, frisar a informação de qualidade, ou seja, o conteúdo que deve passar para o paciente deve ser uma informação clara e objetiva. Devendo ser observado que comunicação efetiva entre médico-paciente nem sempre é fácil, pois dependerá também do nível de entendimento do paciente. Assim, quando o doente não tem noção do que é a doença e o seu tratamento, o médico deverá buscar uma linguagem mais clara.

O direito à informação é previsto constitucionalmente (artigo 5º, XIV[24]), predizendo que, perante a lei, sem distinção de qualquer natureza, assegura-se a todos o acesso à informação, observando que deve ser resguardada ao sigilo da fonte, quando necessário ao exercício profissional. O consentimento à informação é elemento central na relação médico-paciente, sendo resultado de um processo de diálogo e colaboração, visando à satisfação e aos valores do paciente (SÁ, 2005, p.35).

---

[24] Art. 5º Todos são iguais perante a lei, sem distinção de qualquer natureza, garantindo-se aos brasileiros e aos estrangeiros residentes no País a inviolabilidade do direito à vida, à liberdade, à igualdade, à segurança e à propriedade, nos termos seguintes:
XIV - é assegurado a todos o acesso à informação e resguardado o sigilo da fonte, quando necessário ao exercício profissional;

Neste sentido, far-se-á necessário trazer a lição de Maria de Fátima Freire de Sá, que, em seu livro "O Direito de Morrer", preleciona que:

> O direito à informação é constitucionalmente assegurado (CF, art. 5°, XIV), e os pacientes têm o direito de saber o que se passa com eles. A verdade é fundamental. Contudo, o médico precisar saber se conduzir, no sentido de não despejar, naquele encontro, palavra frias e calculistas, a fim de não alarmar ainda mais a pessoa que já se encontra frágil (2005, p.35).

Ao trazer a importância do dever de informação pelo médico para seu paciente, a informação clara e acessível é uma arma poderosa, pois, ciente do seu diagnóstico e das opções de tratamento, o paciente pode manifestar sua vontade, tomando todas as suas decisões sobre o que quer para sua vida (BARBOSA, 2012, p.35).

Portanto, o dever de informação entre médico-paciente é instituído pelo Código de Ética Médica, amparado constitucional e doutrinalmente, e é, portanto, um direito fundamental inerente à reabilitação de um paciente. É um direito que deve ser prestado de forma clara e objetiva, obedecendo aos sentimentos e ao estado de fragilidade do paciente.

3.3 *Autonomias da Vontade no Tratamento ou no Direito de Morrer*

Ao tratar esse tema, o objetivo é discutir a vontade do paciente perante os direitos à sua saúde. O direito à saúde é, ao mesmo tempo, o direito à vida, sendo um dos elementos mais importantes para o ser humano. A autonomia da vontade, neste caso, vem discutir os direitos que o paciente tem de decidir a respeito do seu tratamento e, até mesmo, de aceitar o seu fim até chegar à morte.

É notório salientar que todo ser humano objetiva viver de forma digna. Para que isso aconteça, a saúde é primordial, principalmente, se for prestada com qualidade.

Muitas doenças, por sua complexidade, requerem maiores cuidados e um tratamento mais detalhado por parte da equipe de saúde. Os portadores de câncer e AIDS têm o organismo mais debilitado, afetando seu estado físico e emocional, devido à gravidade da doença e ao tratamento agressivo. Assim, por causa do sofrimento acentuado durante todo o processo de tratamento, muitos acabam desejando a morte, de tal modo que buscam a opção de direito de morrer.

Diante disso, a relação médico-paciente se torna mais ainda preocupante, pois o médico tem o dever de acompanhamento, de informar todos os procedimentos e direitos do paciente. De acordo com Brunello Souza Stancioli:

> Com referência à teoria do consentimento informado – resultado de um ato autônomo do paciente – é conveniente, agora, avaliar o conceito de saúde no contexto do tratamento médico e sua correlação com a autonomia da vontade. Pode-se começar pelo suposto "direito à saúde", como discurso relativo à sua existência (2004, p.85).

A atividade médica é uma profissão séria que deve ter o máximo de cuidado para com o paciente, pois o único objetivo de ambos é a saúde, cabendo ao médico buscar, assim, em sua atividade, a cura do seu paciente, mas, quando não se é possível, tem o direito de informar ao paciente as escolhas para que ele tome uma posição de sua vida. Muitas das vezes, o paciente não tem mais a chance da cura, e, dessa maneira, o único jeito é optar pela espera da morte.

Na dissertação de mestrado atinente à "Cidadania, Saúde e Ecologia: Limites da Medicina e Respeito aos Direitos dos Pacientes[25]", Tanise Zago Thomasi traz concepções a respeito dos direitos dos pacientes diante dos avanços das novas terapias, ao afirmar que:

> A morte hoje é uma questão medicalizada, já que o doente é entregue a medicina para receber tratamento em suas unidades especializadas que possui inúmeros aparelhos, afastando por sua vez, as próprias pessoas do seu convívio, dando o lugar a uma privatização da própria morte. Também ocorre de forma, mas previsível, já que a tecnologia dispõe de maiores recurso para tratar tumores, infarto, doenças cardíacas e outras moléstias crônicas. Antigamente era ocorrida de forma mais rápida e súbita (p.82).

O que pode ser observado é que, com o desenvolvimento da tecnologia, aparelhos e tratamentos mais específicos para combater a doença, a vida do ser humano, de certa forma, prolongou, pois, na antiguidade, a expectativa de vida era baixa, uma vez que não existiam tecnologias à disposição da medicina que prevenissem doenças ou amenizassem o sofrimento daquele que portava as enfermidades.

As drogas que envolvem o tratamento e busca a cura ou o prolongamento da vida, muitas das vezes, trazem consequências inesperadas, consequência essa que o médico deve estar preparado para informar a sua família, pois é um direito do paciente optar pela sua não utilização. Assim sendo, o paciente tem o direito à

---

25 Dissertação apresentada ao programa de Pós-Graduação – Mestrado em Direito da Universidade de Caxias do Sul, 2009.

autonomia da vontade da escolha do procedimento que deve tomar para sua vida, sendo o tratamento ou não.

Cumpre destacar que não é somente o paciente que tem autonomia da escolha do tratamento ou de esperar a morte, o médico também pode se recusar ao tratamento, tendo como argumentação o bem-estar do paciente, pois, ele, no exercício da sua profissão, deve buscar sempre o melhor para o paciente. Neste sentido, Brunello Souza Stancioli leciona que:

> O conceito de futilidade médica apresenta polissemia na doutrina bioética, Por vezes, é associado a uma espécie de "paternalismo passivo", ou seja, a recusa de tratamento, feita pelo médico, em busca do suposto bem-estar do paciente (seja biológico ou psicológico) Pelo já exposto, o médico não deve buscar a sua visão de bem estar, mas sim a do paciente; deve até mesmo rejeitar aquele tipo de atitude (2004, p.99).

Neste contexto, quando o médico não aceita fazer o tratamento no paciente, ele está também se recusando a salvar uma vida, pois, quem decide o que quer fazer com seu corpo ou com sua vida é o dono dela ou o seu representante. É por esse motivo que o autor Brunello Souza Stancionli fala na expressão "futilidade" do tratamento médico, que seria um procedimento que teria pouca ou nenhuma finalidade para ajudar na reabilitação física ou psicológica do paciente, dessa forma, seria mais conveniente não o utilizar, pois, estaria apenas causando um desconforto desnecessário.

Portanto, é de grande importância salientar o direito à saúde, que vem constituir uma vida digna ao ser humano, direito esse fundamental, expresso em leis, que tem por objetivo o cuidado com a saúde. Assim, Brunello Souza Stancioli traz seu entendimento, afirmando que:

> Pode-se afirmar, por outro lado, a existência do direito ao tratamento. Esse se constitui em núcleo dos cuidados demandados pela saúde-ele, sim, passível de exigência. O direito à saúde vem, há muito, sendo invocado como um direito fundamental. Parece óbvio, no entanto, que a ninguém pode ser assegurada uma saúde perfeita. O 'direito à saúde é, pois, inexigível: é pertinente falar-se, no entanto, do direito ao cuidado da saúde' (2004, p.87).

Assim, perante os direitos fundamentais, pode-se discutir que, quando todos os procedimentos corretos a serem utilizados ou todos os meios da medicina não são mais suficientes para prolongar a vida dos pacientes que estão em estado terminal, a solução seria a eutanásia, distanásia, mistanásia e suicídio assistido.

Nos dias atuais, a nomeação eutanásia vem sendo utilizada como uma ação médica que tem por finalidade abreviar a vida de pessoas, quando alguém se encontra em grave sofrimento decorrente de doença, sem perspectiva de melhoras. Foi criado no século XVII, pelo filosofo inglês Francisco Bacon, e tem por significado em grego *eu* (boa), *thanatos* (morte), podendo traduzir como "boa morte" (SÁ, 2005, p.39).

Já a distanásia, como expressa Sá (2005), por sua vez, dedica-se a prolongar, ao máximo, a qualidade de vida humana, combatendo a morte como grande e último inimigo, tem por finalidade acabar com a dor, a indignidade na doença crônica. O suicídio assistido é de consequência à ação do próprio paciente, assim como na eutanásia, no suicídio assistido, tem que ser observada a vontade do paciente. Já a mistanásia é quando a pessoa não chega nem a ser paciente, por motivo econômico, social e político, a maldade humana.

A autonomia do paciente para com o médico está relacionada à doença e ao estado que se encontra, se o paciente quer continuar sofrendo ou prefere prolongar sua morte, neste entendimento, discute-se o papel da eutanásia, distanásia, mistanásia e suicídio assistido. Da mesma forma, a eutanásia, assim como o suicídio assistido, é claramente diferente das decisões de retirar ou de não implantar um tratamento, que não tenha eficácia ou que gere sérios desconfortos, unicamente para prolongar a vida de um paciente.

Ao contrário da eutanásia e do suicídio assistido, esta retirada ou não implantação de medidas consideradas fúteis não agrega outra causa que possa conduzir à morte. Esses métodos utilizados ainda em muitos hospitais em todo mundo são muitos criticados por disporem do bem maior que o ser humano possui, a vida.

No Brasil, esses procedimentos de prolongar a morte são ilícitos, sendo assim, esses métodos não possuem previsão legal, uma vez que tanto a Constituição Federal como o Concelho Regional de Medicina e o Estatuto das Leis Médicas compreendem que a vida é o bem maior que o ser humano possui e que deve ser preservada em sua plenitude. Mas como mostra a jurisprudência do Rio Grande do Sul, na emenda que diz:

> APELAÇÃO CÍVEL. SAÚDE. Agravo retido. Cerceamento de defesa. Havendo, nos autos, demonstração, mediante prescrições e laudos médicos, da necessidade do tratamento postulado, desnecessária se faz a realização de qualquer outra prova, inclusive perícia médica, ou mesmo intimação do médico assistente. Necessidade e

conveniência da produção de outras provas não demonstrada. É dever do juiz indeferir as diligências inúteis ou meramente protelatórias. Inteligência do art. 130 do CPC. Apelo do Município. 2.1. Responsabilidade solidária. Cumpre tanto à União, quanto ao Estado e ao Município, modo solidário, à luz do disposto nos artigos 196 e 23, II, da CF/88, o fornecimento de medicamentos a quem deles necessita, mas não pode arcar com os pesados custos. A ação poderá ser proposta contra um ou contra outro, ou, ainda, contra Estado e Município, pois todos os entes federativos têm responsabilidade acerca da saúde pública. Responsabilidade solidária dos entes federativos ainda que determinado fármaco não integre as listagens do SUS. 2.2. Mérito. Autoaplicabilidade do art. 196 da Constituição Federal de 1988. Postulado constitucional da dignidade da pessoa humana. O direito à saúde é garantia fundamental, prevista no art. 6°, caput, da Carta, com aplicação imediata - leia-se § 1° do art. 5° da mesma Constituição -, e não um direito meramente programático. Princípio da tripartição dos poderes. Dos princípios da razoabilidade e proporcionalidade. Da proibição de retrocesso. A violação de direitos fundamentais, sobretudo a uma existência digna, legitima o controle judicial, haja vista a inércia do Poder Executivo. Princípio da reserva do possível. Não se aplica quando se está diante de direitos fundamentais, em que se busca preservar a dignidade da vida humana, consagrado na CF/88 como um dos fundamentos do nosso Estado Democrático e Social de Direito (art. 1°, inc. III, da Carta Magna). Princípio da proteção do núcleo essencial. Princípio da vinculação. É de preservação dos direitos fundamentais que se trata, evitando-se o seu esvaziamento em decorrência de restrições descabidas, desnecessárias ou desproporcionais Direito ao tratamento. Sendo dever do ente público a

> garantia da saúde física e mental dos indivíduos, e restando comprovada nos autos a necessidade da parte requerente de submeter-se ao tratamento descrito na inicial, imperiosa a procedência do pedido para que o ente público o custeie. Exegese que se faz do disposto nos arts. 196, 200 e 241, inc. X, da CF/88 e Lei nº 9.908/93. Honorários à Defensoria Pública. Devida verba honorária ao FADEP pelos municípios, pois não configurado o instituto da confusão. Precedentes do STJ. Regime do art. 543-C do CPC. Confirmação do valor. Apelo do Estado. 3.1. Laudos e protocolos clínicos. Substituição dos fármacos. O médico responsável pela vida e pela saúde da parte autora determina qual o medicamento indispensável ao tratamento da enfermidade a que é acometida. O laudo juntado pelo ente público, data vênia, não se presta para o fim colimado, qual seja, modificar a prescrição médica. NEGADO SEGUIMENTO AO AGRAVO RETIDO E AOS APELOS. (Apelação Cível Nº 70056453822, Primeira Câmara Cível, Tribunal de Justiça do RS, Relator: Carlos Roberto Lofego Canibal, Julgado em 10/10/2013).

Neste sentido, é de importante conveniência citar a seriedade das pessoas quando o assunto é saúde. Cada vez mais as pessoas estão acionando o Poder Judiciário na busca da garantia do seu direito, que consubstancia no tratamento médico e na preservação da vida, da saúde. Assim, a autonomia está voltada para todos os procedimentos que envolvem o bem-estar para o ser humano, pois cabe ao indivíduo decidir se quer ou não continuar vivo e proceder as intervenções médicas para a manutenção da saúde.

O Código de Ética Médica prevê que abreviar a vida do paciente, ainda que a pedido deste ou do seu representante, nos casos de doença incurável e terminal, deve o médico oferecer todos os cuidados necessários disponíveis sem empreender ações diagnósticas ou terapêuticas inúteis ou obstinadas, levando sempre em consideração a vontade expressa do paciente ou, na sua impossibilidade, a de seu representante legal.

Logo, desrespeitar o direito do paciente de decidir livremente sobre método contraceptivo, devendo sempre esclarecê-lo sobre indicação, segurança, reversibilidade e risco de cada método para o bem-estar, efetivando, assim, a sua vontade[26]. Neste caso, a dissertação de mestrado vem abordar o tema "Cidadania, saúde e ecologia: Limites da medicina e respeito ao direito do paciente", que expressa a seguinte argumentação:

> Na ausência desta disposição, os envolvidos no processo de adoecimento e terminalidade do doente não possui outra alternativa a não ser agir segundo os índices demostrados enquanto aquele era consciente e capaz, no intuito de respeitar a vontade em nome do seu bem-estar[27] (2009, p.84).

Portanto, é de suma importância o tema a respeito da autonomia da vontade do paciente com relação ao seu direito de escolha, seja de proceder ao tratamento médico ou no direito de esperar a morte. Por isso é de grande referência embasar sobre o resgate do sujeito por trás do paciente.

---

[26] Art. 41. Abreviar a vida do paciente, ainda que a pedido deste ou de seu representante legal.
Parágrafo único. Nos casos de doença incurável e terminal, deve o médico oferecer todos os cuidados paliativos disponíveis sem empreender ações diagnósticas ou terapêuticas inúteis ou obstinadas, levando sempre em consideração a vontade expressa do paciente ou, na sua impossibilidade, a de seu representante legal.
Art. 42. Desrespeitar o direito do paciente de decidir livremente sobre método contraceptivo, devendo sempre esclarecê-lo sobre indicação, segurança, reversibilidade e risco de cada método.

3.4 *Distanásia*

A saúde é um direito fundamental, instrumento indispensável para a preservação da vida do ser humano. Entretanto, como todo ser humano está propenso a contrair doenças, é importante que tenha à disposição instrumentos modernos e eficazes que auxiliem no processo de tratamento e de cura.

É de relevância destacar que, quando não é possível mais se obter a cura, sendo que o tratamento não pode prolongar a vida daqueles que estão em estado terminal, é de seriedade destacar os efeitos que a evolução tecnológica hospitalar traz para esse paciente, pois tais evoluções prolongam a vida humana mesmo com sofrimentos e dores, mas será que realmente traz bem-estar ao paciente? Diante disso, é pertinente prolongar a vida daqueles que estão em estado clínico irreversível, desenganado pela equipe médica?

É notório salientar que a vida é um direito e uma garantia que todos têm que preservar, mas, dessa forma, sendo proseado bem-estar do paciente e não o sofrimento. Por esse entendimento que se discute acerca da distanásia, método utilizado na medicina que busca o prolongamento da vida do paciente em estado terminal, utilizando de instrumentos nocivos que causam grande sofrimento, compreende um procedimento que tem a finalidade de prolongar o processo de morrer.

Nesse liame, o sofrimento que o paciente passa pela doença que o contagiou faz analisar acerca da eficiência do método de sobreviver através de aparelhos e remédios, pois muitos entendem que seria inútil prolongar a vida e o sofrimento daqueles que, em estado terminal, aguardam lentamente a sua morte.

Comumente, por ser pouco conhecida e utilizada na área da saúde, a distanásia é erroneamente comparada à eutanásia. Para isso, é pertinente discutir o assunto que, apesar de ser praticado em quase todo o mundo, ainda são temas complexos e que provocam intensa discussão.

A eutanásia é a ação médica que tem por finalidade abreviar a vida daqueles que estão em estado terminal, desenganados, ou seja, quando uma pessoa se encontra em quadro irreversível, já a distanásia é o contrário, pois mesmo que o paciente esteja acamado, em situação de falência dos órgãos, ele ou seu responsável tem o direito à autonomia da escolha de permanecer viva com apoio de aparelhos.

Assim, a distanásia é conhecida pela morte lenta, ou seja, prolongamento da vida, mesmo sabendo que nada mais pode ser feito para evitar a morte do paciente, pois, seria, para muitos, inútil manter uma pessoa viva com o apoio de aparelhos, assim como desumano, tendo em vista que o prolongamento da vida, neste caso, estaria trazendo sofrimento.

No entanto, a distanásia pode ter vários sentidos a depender de como a pessoa compreende o processo de vida e morte, pois, não trata apenas do prolongamento da vida, mas, também para muitos de um método desnecessário que prolonga o sofrimento, pois a morte, neste caso, é certa e é apenas questão de tempo.

De tal modo, o artigo 32 do Código de Ética Médica enaltece a importância do paciente ou de seu representante legal decidir livremente sobre a execução de práticas diagnósticas ou terapêuticas, no processo de tratamento, tendo em vista que é um direito seu manter-se informado sobre os mais variados procedimentos realizados pela conjunta médica. Assim como é dever do médico obter o consentimento do paciente ou quando este não tiver condições, do representante legal para a realização de cirurgias ou métodos terapêuticos.

Trata-se de direitos e deveres que ambos possuem e que são imprescindíveis para o sucesso da intervenção, visto que o médico tem o dever de usar todos os meios disponíveis, cientificamente, reconhecidos e a seu alcance, em favor do paciente, já que, para viver bem e com qualidade, é primordial se ter saúde.

Embora o médico busque o melhor para seu paciente, é de grande seriedade a autorização do paciente ou seu representante legal nos procedimentos que causem riscos à vida e à integridade do cliente, por isso que o tema distanásia tem sua importância, pois ele vem trazer o direito de aceitação de continuar vivo, mesmo sendo dependente de procedimentos médicos que impõem um estado vegetativo e dependente.

O Código de Ética Médica trata sobre o tema quando expõe que é vedado ao médico, nos casos de doença incurável e terminal, abreviar a vida do paciente, mesmo a pedido desse ou de seu representante legal (Art. 41). Isso se justifica porque também é vedado ao médico deixar de usar todos os meios disponíveis em favor do paciente.

4
DIREITO DOS PORTADORES DE NEOPLASIA MALIGNA (CÂNCER)

No presente capítulo, será discutido sobre o câncer, nome dado a um conjunto de mais de 100[28] doenças que têm em comum o crescimento desordenado de células. As causas de câncer são variadas, podendo se desenvolver por várias partes do corpo humano. Trata-se de uma doença avassaladora que impossibilita a vida do ser humano. O câncer tornou-se um fator tão preocupante e tão rotineiro que a sociedade começou a se alertar a respeito do assunto, e o Estado a se responsabilizar diante de tal situação.

Uma doença maligna, o câncer destrói totalmente a vida do indivíduo, sendo ela psicológica, emocional, física e financeira. Conhecida cientificamente como neoplasia maligna, é uma das doenças mais complexas com as quais a ciência médica já se deparou, pois ela se desenvolve em várias partes do corpo, como um tumor prejudicial que muda completamente a vida do ser humano. Sobre essa afirmação, Younes diz que o câncer:

> [...] deriva de *anomalis* genéticas adquiridas ao longo do desenvolvimento tecidual e ocasionadas por fatores cancerígenos do ambiente-químicos, físicos ou virais. São esses fatores que alteram o código genérico de uma célula normal, levando o DNA a iniciar ciclos de divisão celular descontroladas, com produção continua de novas

---

28 TIPOS DE CÂNCER: Anal; Bexiga; Boca; Colorretal; Colo do Útero; Esôfago; Estômago; Fígado; Infantil; Laringe; Leucemia; Linfoma de Hodgkin; Linfoma não-Hodgkin; Mama; Ovário; Pâncreas; Pênis; Próstata; Pulmão; Testículo; Tumores de Ewing.

> cédulas cancerosas; estas, por sua vez, se dividem e produzem outras, num ciclo de proliferação sem fim (2001, p.15).

O câncer não é uma doença moderna, tumores malignos foram encontrados, no início, em múmias egípcias e em homens pré-históricos, descoberto em vários continentes, com o avanço de produtos cancerígenos, produtos químicos, radiação, guerras, entre outros efeitos que causam a enfermidade.

O número de pessoas com o tumor cancerígeno cresce a cada dia no mundo, assim, a Organização Mundial de Saúde (OMS) calcula que o número estimado de novos casos de câncer em todo o mundo chegará a 15 milhões em 2020. Ou seja, a doença cresce disparadamente, sem ainda ter indícios de cura para os variados tipos de tumores[29]. Diante desse liame, Youne expõe o aumento da doença em países desenvolvidos, falando que:

> Infelizmente, os tumores malignos são ocorrência comum. Estima-se que nos Estados Unidos (onde os dados estatísticos são mais fidedignos) 1,3 milhões de novos casos de câncer seja diagnosticado e 550 mim pessoas morram da doença a cada ano. Lá, uma em cada três e quatro pessoas vai desenvolver câncer durante a vida. Aqui o Ministério da Saúde estimava que, somente no ano 2000, cerca de 285 mil brasileiros teriam seu diagnostico de câncer feito pela primeira vez. Durante aquele mesmo ano, morreriam de câncer 114 mim brasileiros. O câncer é a segunda maior causa de morte em nossa população, perdendo apenas para as doenças cardiovasculares (2001, p.22).

---

[29] Instituto Federal de Educação, Ciência e tecnologia: Portadores de Câncer tem benefícios especiais
--http://www.ifg.edu.br/gdrh/index.php/comunicados/186

Neste sentido, pode-se analisar que o câncer é a doença que mais mata no mundo, perdendo apenas para as doenças cardiovasculares. No Brasil, o Ministério da Saúde estimava que, somente no ano 2000, cerca de 285 mil brasileiros teriam seu diagnóstico de câncer feito pela primeira vez, neste mesmo ano, cerca de 114 mil brasileiros morreram desta mesma doença. Isso é possível pela má assistência à saúde imposta no país, mesmo sendo assegurado pela Constituição Federal o direito à saúde e aos portadores de neoplasia maligna, o que mais falta são informações e deveres de os órgãos públicos imporem tais normas.

Diante disso, o que pode ser ressaltado seria a seriedade dos diagnósticos precoces para a possível cura, também é importante para o paciente estar informado sobre seus direitos expressos por leis e cartilhas, pois, muitos dos pacientes não buscam o tratamento devido à falta de condições financeiras. Porém, é responsabilidade de o Estado garantir por meio de políticas públicas o direito ao acesso à saúde, para isso, que foi criado o Sistema Único de Saúde. Neste entendimento, Morais argumenta a respeito do artigo 198 da Constituição Federal, que estabelece as ações e os serviços públicos de saúde que integram uma rede regionalizada e hierarquizada e constituem um sistema único (MORAIS, 2012, p. 829).

Segundo pesquisas sobre os efeitos da radiação no corpo humano, constatou-se que elas podem produzir efeitos biológicos e causar efeitos adversos para a saúde. Com a modernidade, junto com o mal uso de aparelhos tecnológicos, o DNA do ser humano foi tomando outras proporções modificando as células, transformando-as em cancerígenas. Younes esclarece quais as causas do câncer: "é causado por muitos fatores externos (substancias químicas, radiação, vírus) ou internos, hormônios, alterações imunológicas, mutações hereditárias" (YOUNES, 2001, p. 30).

Na concepção de Barbosa (2012), o câncer nada mais é que a multiplicação desordenada de células defeituosas ou áticas, que escapam ao controle do nosso sistema imunológico por alguns motivos, até hoje desconhecidos. Muitas pessoas sobrevivem à "sentença de morte" e seguem vivendo em boas condições apesar de terem ouvido que teriam poucos meses de vida. Outras, no entanto, por motivos inexplicáveis, têm uma sobrevida menor, mesmo sendo consideradas curadas.

Todos os que vivenciam esta situação sabem avaliar o choque psicológico causado pelo impacto da comunicação do diagnóstico. A doença não só abala o paciente, mas, também, todos os familiares e amigos que passam a vivenciar um estado de fragilidade em busca da vida. Neste sentido, Pessini afirma que:

> Para muita gente o câncer ainda significa uma doença progressivamente sempre dolorosa, terminando numa morte agônica. Muitos pacientes admitem que não têm tanto medo de morrer, mas de ter de enfrentar uma dor terrível. O medo- apropriado ou não – é frequentemente uma razão para se pedir a eutanásia (2004, p.174).

Segundo Barbosa, no seu livro *Câncer, Direito e Cidadania- Como a lei pode beneficiar pacientes e familiares*: "[...] os que passaram por esta situação sabem avaliar o choque psicológico causado pelo impacto da comunicação do diagnóstico e sentem que no momento adequado faltou um profissional especializado para essa difícil missão" (BARBOSA, 2012. p.10).

Com tudo isso, pode-se observar que o portador de câncer tem seus direitos estabelecidos e fundamentados perante a sua dignidade, diante de uma doença tão avassaladora. Assim,

Barbosa argumenta, em seu livro "As condições inabitáveis que a pessoa fica ao entrar em contato com essa doença maligna", que: "Depois do terremoto emocional do diagnóstico de tomar consciência da doença, vem a fase mais difícil, se é que existe alguma coisa fácil nessa caminhada. É como um pesadelo do qual o paciente espera em vão acordar" (BARBOSA, 2012, p.11).

Deste modo, pode-se notar a seriedade do câncer na vida humana, em razão disso, ao longo dos anos, foram criadas cartilhas e leis que beneficiam a vida do paciente. Assim, é de suma relevância destacar a dignidade dessas pessoas protegidas pela legislação, pessoas essas que se encontram em estado de fragilidades. Portanto, compete ao Estado impor e amparar o direito de cuidar, dando prioridade à vida e à sobrevivência, uma vez que o direito à vida é fundamental de todos os direitos e se constitui num pré-requisito à existência e ao exercício de todos, bem como às demais normas que norteiam e protegem a sobrevivência do ser humano.

Neste contexto, cabe ao Poder Público garantir os direitos previstos nas leis que auxiliam na sobrevivência, tanto do paciente como da sua família, pois, com a doença, a pessoa não tem capacidade de trabalhar ou ajudar nas despesas que decorrem no dia-a-dia, assim, torna-se relevante destacar os direitos fundamentais dos portadores de doenças malignas. Diante de tal argumentação, Barbosa considera que: "diante dessa inesperada sobrecarga que adiciona a sua vida um custo emocional e financeiro, o paciente de câncer merece uma proteção especial do Estado" (BARBOSA, 2012, p.16).

Como já foi mencionado em outros capítulos, uma das legislações que introduz a Constituição Federal prioriza nos seus artigos 196[30] e 197[31], garante a todos, como também aos portadores de câncer, as medidas políticas, sociais e econômicas para visar a redução, os riscos de doenças graves e os benefícios para a proteção e redução desses males. Cabe ao poder público dispor sobre proteção através de terceiros, visando à recuperação do bem mais valioso que o ser humano possui que é a vida.

Neste liame, não basta só o Estado fornecer os direitos dos portadores de câncer, é dever, também, dos agentes governamentais prestar informações claras e amparar os benefícios essenciais a eles. Esses benefícios vão da isenção de pagamento do Imposto de Renda, que incide na aposentadoria, ao auxílio doença, como também a quitação de imóvel, auxílio transporte, isenção de IPI, ICMS e IPVA na aquisição de veículos especiais, entre outros, que serão abordados a seguir.

Sobre esse prisma, Barbosa (2012) discute que o direito de informação ao paciente não está só nos direitos amparados por benefícios, mas, também, o da informação a respeito do diagnóstico, tratamento e prognóstico de modo que preserve a sua integridade moral, emocional e psicológica.

Portanto, seria essencial falar a respeito da importância dos direitos dos portadores de neoplasia maligna, englobando os direitos fundamentais à saúde, pois o câncer é uma doença que pode ser desenvolvida em qualquer cidadão, de qualquer classe

---

30 Art. 196. A saúde é direito de todos e dever do Estado, garantido mediante políticas sociais e econômicas que visem à redução do risco de doença e de outros agravos e ao acesso universal e igualitário às ações e serviços para sua promoção, proteção e recuperação.

31 Art. 197. São de relevância pública as ações e serviços de saúde, cabendo ao poder público dispor, nos termos da lei, sobre sua regulamentação, fiscalização e controle, devendo sua execução ser feita diretamente ou através de terceiros e, também, por pessoa física ou jurídica de direito privado.

social, sendo, hoje, uma epidemia que preocupa o mundo pela sua agressividade ao ser humano.

4.1 Portadores de neoplasia maligna (câncer): direitos e garantias

Da simples leitura, percebe-se que a Constituição Federal vem regular os direitos e deveres do Estado perante a saúde, envolvendo todos que têm a responsabilidade de atuar para efetivar os direitos essenciais para estabelecer assistência, proteção e benefícios à sociedade.

Diante disso, a constituição traz, juntamente ao legislador, a responsabilidade do Poder Público na obrigação de garantir a prestação de assistência à saúde para toda a população brasileira, no descumprimento, devendo o Estado responder pelos danos que sofrerem os cidadãos, respondendo, civilmente, pelos danos causados. Diante disso, Barbosa ressalta o entendimento que "o acesso à justiça em nosso país é tão oneroso e desgastante que, muitas vezes, as pessoas preferem deixar de exercer os seus direitos para não ter que enfrentar a quase inacessível máquina estatal e seus intricados trâmites burocráticos" (2012, p.372).

Dessa forma, o legislador desloca para o Poder Público a obrigação de prestação de serviços à saúde para a população, devendo, por essa razão, o Estado responder pelos danos que sofrerem os cidadãos, mas, em princípio, os dois sistemas, constitucional e estadual, visam estabelecer bem-estar para a sociedade.

Segundo Morais (2010), o ordenamento jurídico é garantido pelos princípios constitucionais, que vêm garantir a dignidade da pessoa humana. Buscando contribuir na definição de um modelo estatal, capacitado a atender aos anseios sociais, ambos vêm oferecer as condições mínimas imprescindíveis à sobrevivência e à dignidade do ser humano.

Diante de tais leis e cartilhas que amparam o direito do portador de câncer, é de suma importância para esclarecer e tirar dúvida a respeito dos seus direitos, um deles é o direito do tratamento, da informação e dos medicamentos que são primordiais para a sobrevivência do paciente que tem neoplasia maligna. Quando o paciente não consegue o tratamento rápido para combater a doença, é de seu direito procurar a justiça para impor as normas que são estabelecidas a ele.

Neste liame, pode-se observar que a realidade desses direitos é precária, pois muitos pacientes procuram o poder judiciário para ter acesso ao medicamento e ao tratamento. Diante do entendimento da Jurisprudência do Rio Grande do Sul, vem expor a busca do direito ao tratamento e ao medicamento, expondo que:

> Ementa: APELAÇÕES-CÍVEIS. DIREITO PÚBLICO-NÃO ESPECIFICADO. FORNECIEMNTO MEDICAMENTOS. TRATAMENTO DE CÂNCER. OBRIGAÇÃO DOS ENTES PÚBLÇICOS PELO ENCAMINHAMENTO AO CACON. 1. Qualquer dos entes políticos da federação tem o dever na promoção, prevenção e recuperação da saúde. 2. Dirigida a demanda contra o Estado e o Município, ainda que o fármaco postulado não seja fornecido pelo SUS, impõe a estes o dever de diligenciar no encaminhamento da paciente aos Centros de Alta Complexidade em Oncologia (CACONs) ou Unidades de Alta Complexidade em Oncologia (UNACONs), para a realização do tratamento, sob pena de fornecimento do medicamento solicitado. 3. A inexistência de dotação orçamentária não pode servir de escusa à

> negativa de prestação, por ter sido erigida a saúde direito fundamental, constitucionalmente previsto. 4. Cabível a condenação ao pagamento das despesas processuais, na forma do decidido na ADI n.º 70038755864. 5. O valor arbitrado em sentença está de acordo com os parâmetros desta Câmara e com os vetores do artigo 20 do CPC, modo pelo qual não há falar em redução. APELAÇÕES PARCIALMENTE PROVIDAS. UNÂNIME. (Apelação Cível Nº 70056284318, Segunda Câmara Cível, Tribunal de Justiça do RS, Relator: João Barcelos de Souza Junior, Julgado em 25/09/2013)

Assim, cabe aos pacientes entrar com ação contra os órgãos públicos para estabelecer seus direitos no fornecimento ao medicamento e tratamento ao portador de câncer. Qualquer um dos entes políticos da federação tem o dever na promoção, prevenção e recuperação da saúde, dirigida a demanda contra o Estado e o município, ainda que o fármaco postulado não seja fornecido pelo SUS.

Quando o Sistema Único de Saúde nega ou cria obstáculos para o fornecimento de medicamentos e deixa de cumprir uma obrigação imposta, é direito do indivíduo acionar a justiça para garantir a sua estabilidade e saúde. O acesso à justiça não só garante a estabilidade ao tratamento e ao medicamento, mas a todos os direitos garantidos na lei. Para Barbosa, o problema ocorre com o descumprimento da lei. Sobre isso, ela vem expressar que:

> O grande problema é quando ocorre o descumprimento da lei ou interpretações desfavoráveis, pois de nada adianta uma complexa estrutura judiciaria e legal se o cidadão não tiver como resolver efetivamente o seu problema [...] O acesso á justiça em nosso país é tão oneroso e

> desgastante que, muitas vezes, as pessoas preferem deixar de exercer os seus direitos para não ter que enfrentar a quase inacessível máquina estatal e seus intricados trâmites burocráticos. [...] Para viabilizar o acesso á justiça existem em todos os Estados as Defensoria Publicas, cujos defensores – advogados- têm responsabilidade de assistir o cidadão (2012, p.372).

Neste liame, quando o assunto é buscar o direito do acesso à saúde, muitos preferem esperar pela morte e não fazem eficácia aos seus direitos. O acesso à justiça em nosso país é tão oneroso e desgastante que, muitas vezes, as pessoas preferem deixar de exercer os seus direitos para não ter que enfrentar os quase inacessíveis órgãos públicos.

Principalmente, quando a doença se encontra num estágio avançado, tendo incômodos e dores, o paciente passa a ter prioridade, restam os cuidados paliativos do médico para ajudá-lo, visando alívio e conforto, melhorando, assim, a qualidade de vida do doente. Mas a realidade no sistema de saúde é o difícil acesso, os cuidados e direitos impostos aos pacientes que não são submetidos pelos governantes.

Contudo, o artigo de nº. 1.211-A do Código de Processo Civil, redação dada pela Lei de nº. 12008 de 2009, vem dar eficácia e agilidade aos procedimentos judicias para pessoas com idade superior a 60 anos, ou portadores de doença grave, que terão prioridade de tramitação em todas as instâncias, assim, os processos de pessoas com doenças graves, como o câncer, têm prioridade quando entram na justiça para impor aos governantes, bem como ao SUS, medicamento, a assistência médica, entre outros.

Para auxiliar a busca ao tratamento e ao medicamento, o portador de câncer tem direito ao recebimento de auxílio doença, independentemente do pagamento de 12 contribuições, desde que esteja na qualidade de segurado, ou seja, esteja contribuindo para a Previdência. O auxílio-doença contribui para as despesas do tratamento e, também, para os medicamentos que os órgãos públicos não fornecem. Assim, o paciente com neoplasia maligna deve comprovar sua incapacidade com declaração do médico que o assiste e que o acompanha, diariamente, e pelo médico perito do INSS.

Caso o pedido de benefício seja indeferido pelo INSS, o paciente poderá requerê-lo judicialmente[32]. Para Barbosa, o auxílio-doença é o benefício devido ao segurado que ficar incapacitado para o trabalho ou atividade habitual, por mais de 15 dias consecutivos, a critério da perícia médica da Previdência Social, por motivo de doenças, sendo garantido pela Lei nº. 8.213/91, nos seguintes artigos 59 a 63, que trazem as normativas para se buscar o direito ao auxílio-doença, expressando que: "Art. 59. O auxílio-doença será devido ao segurado que, havendo cumprido, quando for o caso, o período de carência exigido nesta Lei, ficar incapacitado para o seu trabalho ou para a sua atividade habitual por mais de 15 (quinze) dias consecutivos".

Diante desses benefícios expostos pela Lei nº. 8.213/91, traz-se, assim, o amparo ao portador de câncer, e quando não é imposto o auxílio-doença para o paciente por incapacidade e insuficiência, cabe a aposentadoria por invalidez[33]. A pessoa deve

---

[32] Instituto Federal de Educação, Ciência e tecnologia: Portadores de Câncer tem benefícios especiais
--http://www.ifg.edu.br/gdrh/index.php/comunicados/186. Acesso em: 18 ago. 201.

[33] Lei Federal 8.213/91:
"Art. 42. A aposentadoria por invalidez, uma vez cumprida, quando for o caso, a carência exigida, será devida ao segurado que, estando ou não em gozo de

comparecer à agência da Previdência Social mais próxima de sua residência e solicitar o agendamento da perícia médica para ter o direito ao auxílio-doença, sendo indispensáveis a carteira de trabalho ou os documentos que comprovem a sua contribuição ao INSS, além de declaração ou exame[34]. O que fica demonstrado, por meio do Acórdão, o teor da ementa:

> PREVIDENCIÁRIO. RESTABELECIMENTO DE AUXÍLIO-DOENÇA. ANTECIPAÇÃO DE TUTELA. PRESENÇA DOS REQUISISTOS. Possível a antecipação dos efeitos da tutela contra a Fazendo Pública, á qual se equipara o INSS, desde que existente prova inequívoca que convença o juiz da verossimilhança da alegação. A existência, nos autos, de relatório médicos atestando que a autora é portadora de neoplasia maligna da mama, comprova a necessidade de restabelecimento do auxílio-doença (AL-AGRAVO DE INSTRUMENTO- 313342- Relatora: JUIZA

---

auxílio-doença, for considerado incapaz e insusceptível de reabilitação para o exercício de atividade que lhe garanta a subsistência, e ser-lhe-á paga enquanto permanecer nesta condição.

§ 1º A concessão de aposentadoria por invalidez dependerá da verificação da condição de incapacidade mediante exame médico-pericial a cargo da Previdência Social, podendo o segurado, às suas expensas, fazer-se acompanhar de médico de sua confiança.

§ 2º A doença ou lesão de que o segurado já era portador ao filiar-se ao Regime Geral de Previdência Social não lhe conferirá direito à aposentadoria por invalidez, salvo quando a incapacidade sobrevier por motivo de progressão ou agravamento dessa doença ou lesão."

Se o segurado do INSS necessitar de assistência permanente de outra pessoa, a critério da perícia médica, o valor da aposentadoria por invalidez será aumentada em 25% a partir da data de sua solicitação.

[34] Instituto Federal de Educação, Ciência e tecnologia: Portadores de Câncer tem benefícios especiais – http://www.ifg.edu.br/gdrh/index.php/comunicados/186. Acessando em 20 de outubro de 2013.

THEREZINHA CAZERTA-TRF3-OITVA TURMA-Data da decisão:02/03/2009).

Todos os benefícios que contribuem ao portador de neoplasia maligna (câncer) facilitam o tratamento, dando mais um bem-estar ao paciente que se encontra fragilmente abalado pela doença. A doença traz muita fragilidade, e muitos se entregam totalmente à doença, deixando o emprego e passando seu tempo mais no hospital, devido ao tratamento que toma muito o tempo do paciente. Por isso, a seriedade desses benefícios para a saúde do portador de câncer, que contribuem para o pagamento de remédios caros, transportes, entre outros benefícios que auxiliam o bem-estar do paciente. Diante disso, Barbosa menciona que:

> Este artigo é a mais completa tradução do drama vivido pelo paciente de câncer, empregado nas empresas privadas, que, sem estabilidade no emprego, na volta da licença depara com o fantasma da demissão. Para muitos, a alta médica significa o desemprego, que vai resultar na falta de recursos para custear o tratamento e os medicamentos, nem sempre fornecidos pelo sistema público de saúde (2012, p.44).

Assim, Barbosa (2012) expressa que o benefício é uma ajuda às pessoas que não têm condições de arcar com as despesas devido à doença. Desta forma, eles têm acesso aos benefícios previdenciários. Fica esclarecido que o doente portador de deficiência ou de doença grave como o câncer fica incapaz para o exercício do trabalho, bem como para a vida, nos casos em que o paciente sofra de doença em estágio avançado, ou sofra consequências de sequelas irreversíveis do tratamento oncológico, pode-se, também, recorrer ao benefício, desde que haja uma implicação do seu estado de saúde na incapacidade.

O medicamento é a arma para o tratamento da doença cancerígena, mas, pela má administração dos governantes e pela falha na eficácia dos direitos, o paciente não tem acesso a tais medicações e também a tais benefícios. Por esse entendimento, é que o portador de câncer deve estar sempre informado, procurando a Secretaria Municipal de Saúde de sua cidade, em que o paciente é assistido, sendo apoiado pelo SUS deste mesmo município. Assim, Barbosa defende:

> Para saber onde obter tais medicamentos, devem-se buscar informações no serviço de saúde onde o paciente é assistido ou procurado a Secretaria Municipal de Saúde da Cidade onde reside, órgãos responsável pelo SUS no município. Para os medicamentos excepcionais ou de alto custo, cabe aos estados adquiri-los e fazer a distribuição e ao Ministério da Saúde, por meio de um sistema informalizado de comprovação da aquisição e distribuição, fazer a transferência aos estados (2012, p.195).

Deste modo, a seriedade dos benefícios para os portadores de câncer se faz presente em leis e órgãos que se responsabilizam a ajudar o acesso à saúde. Nesta argumentação, é de suma relevância destacar o artigo 203[35] da Constituição Federal e pela Lei nº 8.742/93, que ampara as pessoas com deficiência e os idosos com mais de 65 anos, é previsto pela Lei Orgânica da Assistência Social, conhecida por L.O.A.S, requerendo o benefício

[35] 203. A assistência social será prestada a quem dela necessitar, independentemente de contribuição à seguridade social, e tem por objetivos:
V - a garantia de um salário mínimo de benefício mensal à pessoa portadora de deficiência e ao idoso que comprovem não possuir meios de prover à própria manutenção ou de tê-la provida por sua família, conforme dispuser a lei.

ao INSS. Desta forma, é de suma importância ressaltar o entendimento de Morais, quando fala:

> A assistência social será prestada á quem dela necessitar, independente de contribuição, pois não apresenta natureza de seguro social, sendo realizada com recursos do orçamento da seguridade social, previsto no art.195, além de outras fontes, e organizada com base na descentralização política-administrativa, cabendo a coordenação e as normas gerais á esfera federal e a coordenação e a execução dos respectivos programas ás esferas estaduais e municipais, bem como a entidade beneficente e de assistência social; e na participação da população, por meio de organização representativa, na formulação das políticas e no controle das ações em todos os níveis (2012, p.867).

De tal modo, os benefícios contribuem para auxiliar a vida do portador de neoplasia maligna (câncer), pois ao ser amparado pelo INSS, o paciente poderá se tratar de forma mais eficiente, tendo dinheiro para comprar remédios e para despesas hospitalares e pessoais. Para o paciente, o tratamento é fundamental e visa à retirada ou destruição do tumor visível, tentar ampliar a margem de segurança do terapêutico para além dos limites do tumor e garantir que não restam focos da célula cancerígena.

Os direitos assegurados aos portadores não são limitados somente nos benefícios inerentes ao auxílio-doença, ou aposentadoria, mas abrangem, também, as isenções e imunidades, que contribuem para o paciente que está em estado de fragilidade, direitos esses que preservam também a dignidade da pessoa, perante uma doença que traz fragilidade ao paciente.

4.2 Isenções auxiliam econômica e humanamente os portadores de neoplasia maligna (câncer)

Sabendo-se que o câncer é uma doença que diariamente desafia a medicina, e que os próprios estudiosos da área médica não têm um controle efetivo sobre este mal, é tão dinâmico que devasta completamente a vida do ser humano. Neste prisma, observa-se a seriedade que levou o legislador a conceder benefícios e isenções tributárias aos portadores de neoplasia maligna.

Diante disso, pode-se entender que, além dos benefícios do INSS para auxiliar a vida do portador de câncer, é de suma relevância falar das isenções tributárias que trazem o afastamento do pagamento de impostos e tributos ao governo. Neste sentido, a Lei nº. 7.713/88[36] traz o direito de ficarem isentos do imposto de renda os rendimentos percebidos por pessoas físicas com neoplasia maligna. Assim, Barbosa, neste entendimento, afirma que:

> As doenças citadas no inciso XIV do art. 6º da Lei nº 7.713/88, entre elas a neoplasia maligna, acarretam pesados encargos aos seus portadores. A partir do diagnostico, serão necessários tratamento cirúrgicos, exames dos mais simples aos mais sofisticados, medicamentos de uso

---

36 Art. 6º Ficam isentos do imposto de renda os seguintes rendimentos percebidos por pessoas físicas:
XIV - os proventos de aposentadoria ou reforma motivada por acidente em serviço e os percebidos pelos portadores de moléstia profissional, tuberculose ativa, alienação mental, esclerose múltipla, neoplasia maligna, cegueira, hanseníase, paralisia irreversível e incapacitante, cardiopatia grave, doença de Parkinson, espondiloartrose anquilosante, nefropatia grave, hepatopatia grave, estados avançados da doença de Paget (osteíte deformante), contaminação por radiação, síndrome da imunodeficiência adquirida, com base em conclusão da medicina especializada, mesmo que a doença tenha sido contraída depois da aposentadoria ou reforma; (Redação dada pela Lei nº 11.052, de 2004)

continuo, quimioterapia, radioterapia, e conforme o caso, mutilações que acarretam deficiências físicas, traumas e sequelas permanentes (2012, p.109).

Para Barbosa (2012), os pacientes com câncer precisam de todo auxílio. A partir do diagnóstico, serão necessários tratamento cirúrgico, quimioterapia, radioterapia, dependendo da doença e do seu grau de gravidade. Para tudo isso, há um gasto que o paciente, neste estado, fica em total fragilidade, pois passa o tempo maior do seu dia em busca da cura ou do tratamento. Assim, a Lei nº. 7.713/88 expõe que ficam isentos do imposto de renda os portadores de neoplasia maligna, devendo o paciente procurar o órgão responsável pelo pagamento para requerer a isenção do referido imposto. O paciente com câncer pode requer junto à Receita Federal a restituição dos valores descontados nos últimos 5 (cinco) anos, desde que comprove que, durante esse período, preenchia os requisitos para obtenção do benefício. Se o pedido for negado, a pessoa tem o direito de solicitar judicialmente a restituição[37].

Entre outros direitos, o paciente de neoplasia maligna tem o direito de isenção na contribuição previdenciária sobre a parcela de até três mil reais dos proventos dos servidores públicos federais aposentados por invalidez, além do passe livre em transporte coletivo público, e também Liberação do Fundo de

---

[37] Instituto Federal de Educação, ciências e tecnologia – Disponível em: http://www.ifg.edu.br/gdrh/index.php/comunicados/186. Acessado em 24 de outubro de 2013.
Cartilha da Sociedade Brasileira Oncologia Clínica - Cartilha dos Direitos dos Paciente Oncológico, 4ª edição, 2011 –Disponível em: http://www.sboc.org.br/downloads/cartilha cancer final.pdf. Acesso em: 25 out. 2013.

Garantia e do PIS/Pasep, que deve ser requerido junto à Caixa Econômica Federal.

No entanto, é de grande seriedade a isenção de imposto, que apoia na diminuição de gasto sobre as despesas que o portador de neoplasia maligna passará a ter devido à doença. Outro direito inerente a isenções para o portador de câncer é referente ao ICMS, IPI, IOF, IPTU e IPVA.

Para Barbosa (2012), a isenção do Imposto sobre Circulação de Mercadoria (ICMS) incide sobre a venda de bens móveis ou mercadorias que deverá ser requerida junto à Secretaria da Fazenda do Estado, na aquisição de veículos especiais. Cada Estado tem uma regulamentação própria para tal. Já isenção do IPI, que é o Imposto sobre Produto Industrializado, e o IOF, Imposto Sobre Operações Financeiras, é de competência da União. O IOF incide sobre operações de crédito, câmbio e seguro e sobre operações relativas a títulos e valores mobiliários.

Também é de direito do paciente com doença grave a Isenção do IPVA – Imposto sobre a Propriedade de Veículo Automotora, que é um tributo estadual cobrado sobre propriedade de veículo automotor. A isenção é concedida por causa do diagnóstico da doença na compra de carro: o paciente de câncer com qualquer tipo de limitação física que o incapacite de dirigir veículo comum poderá adquirir veículo especial adaptado às suas necessidades com isenção dos impostos

Para que todos esses direitos sejam impostos, é de grande importância para os portadores de neoplasia maligna guardar todos os documentos que comprovem o problema de saúde/doença, a exemplo de laudos, receitas, exames, radioterapias, tomografias, entre outros, além de seus pessoais, para adquirir tais benefícios.

O trabalhador acometido de neoplasia maligna (câncer) tem direito ao saque do FGTS, que é o Fundo de Garantia por Tempo de Serviço, a quantia corresponde a 8% (oito por cento) sobre a remuneração do trabalhador a ser depositada, mensalmente, pelos empregados determinado pelo artigo 15 da Lei nº. 8.036/90[38]. Já o PIS - Programa de Integração Social foi

---

38 Art. 15. Para os fins previstos nesta lei, todos os empregadores ficam obrigados a depositar, até o dia 7 (sete) de cada mês, em conta bancária vinculada, a importância correspondente a 8 (oito) por cento da remuneração paga ou devida, no mês anterior, a cada trabalhador, incluídas na remuneração as parcelas de que tratam os arts. 457 e 458 da CLT e a gratificação de Natal a que se refere a Lei nº 4.090, de 13 de julho de 1962, com as modificações da Lei nº 4.749, de 12 de agosto de 1965.

§ 1º Entende-se por empregador a pessoa física ou a pessoa jurídica de direito privado ou de direito público, da administração pública direta, indireta ou fundacional de qualquer dos Poderes, da União, dos Estados, do Distrito Federal e dos Municípios, que admitir trabalhadores a seu serviço, bem assim aquele que, regido por legislação especial, encontrar-se nessa condição ou figurar como fornecedor ou tomador de mão-de-obra, independente da responsabilidade solidária e/ou subsidiária a que eventualmente venha obrigar-se.

§2º Considera-se trabalhador toda pessoa física que prestar serviços a empregador, a locador ou tomador de mão-de-obra, excluídos os eventuais, os autônomos e os servidores públicos civis e militares sujeitos a regime jurídico próprio.

§3º Os trabalhadores domésticos poderão ter acesso ao regime do FGTS, na forma que vier a ser prevista em lei.

§4ºConsidera-se remuneração as retiradas de diretores não empregados, quando haja deliberação da empresa, garantindo-lhes os direitos decorrentes do contrato de trabalho de que trata o art. 16. (Incluído pela Lei nº 9.711, de 1998)

§5ºO depósito de que trata o *caput* deste artigo é obrigatório nos casos de afastamento para prestação do serviço militar obrigatório e licença por acidente do trabalho. (Incluído pela Lei nº 9.711, de 1998)

§6ºNão se incluem na remuneração, para os fins desta Lei, as parcelas elencadas no § 9º do art. 28 da Lei nº 8.212, de 24 de julho de 1991. (Incluído pela Lei nº 9.711, de 1998)

§ 7ºOs contratos de aprendizagem terão a alíquota a que se refere o caput deste artigo reduzida para dois por cento. (Incluído pela Lei nº 10.097, de 2000)

instituído pela Lei de nº. 7, de 07/09/70, também estabelece o direito da retirada nos casos dos portadores de neoplasia maligna para tratamento do titular ou pessoas de sua dependência (BARBOSA, 2012, p.95).

Diante de tais direitos, a Constituição também traz, no seu artigo 100, § 2°, benefício para os portadores de doenças graves ou com idade de 60 (sessenta) anos que tenham débitos de natureza alimentícia na data de expedição do precatório, ou seja, portadores de doença grave, definidos na forma da lei:

> Art. 100. Os pagamentos devidos pelas Fazendas Públicas Federal, Estaduais, Distrital e Municipais, em virtude de sentença judiciária, far-se-ão exclusivamente na ordem cronológica de apresentação dos precatórios e à conta dos créditos respectivos, proibida a designação de casos ou de pessoas nas dotações orçamentárias e nos créditos adicionais abertos para este fim. (Redação dada pela Emenda Constitucional nº 62, de 2009). (Vide Emenda Constitucional nº 62, de 2009)
> § 2º Os débitos de natureza alimentícia cujos titulares tenham 60 (sessenta) anos de idade ou mais na data de expedição do precatório, ou sejam portadores de doença grave, definidos na forma da lei, serão pagos com preferência sobre todos os demais débitos, até o valor equivalente ao triplo do fixado em lei para os fins do disposto no § 3º deste artigo, admitido o fracionamento para essa finalidade, sendo que o restante será pago na ordem cronológica de apresentação do precatório. (Redação dada pela Emenda Constitucional nº 62, de 2009).

Para Alexandre de Morais, em seu livro intitulado "Constituição do Brasil interpretada e legislação constitucional", o sentido de dignidade expressa que "[...] é um valor moral inerente ao indivíduo, que enseja o respeito de todos os outros semelhantes, e a constituição de um conjunto mínimo de condições básicas para o desenvolvimento de sua existência" (2003, p.129).

Diante do conceito citado por Alexandre de Morais, pode-se extrair o significado de dignidade para garantir o valor intrínseco ao ser humano, a toda pessoa sem distinção, que o diferencia das coisas, dos objetos, de outros seres vivos e o torna merecedor de todo respeito por parte da sociedade e do Poder Estatal, devendo este criar e garantir direitos e deveres sob o prisma deste princípio para a sua efetivação.

4.3 Dignidade Humana do Paciente - Lei 12.732/2012

Os pacientes com neoplasia maligna encontram-se amparados no conforto da legislação brasileira, sendo protegidos nas garantias da assistência integral, tanto pelo Sistema Único de Saúde (SUS) como pelos planos de assistência médica e os benefícios, a exemplo de: aposentadoria por invalidez, auxílio-doença, amparo assistencial, levantamento do FGTS, do PIS e do PASEP, isenção de imposto de renda na aposentadoria, isenção de ICMS, IPI, IPVA na compra de veículos adaptados, cirurgia de reconstituição mamária, quitação de financiamento imobiliário, processo judicial prioritário, transporte, hospedagem e alimentação durante tratamento fora do domicílio. Isso tudo para amparar a sua dignidade perante tais leis.

Desse modo, através do ordenamento jurídico, o paciente tem acesso a todos os seus direitos como medicamentos, atendimentos, benefícios e garantias para a manutenção da segurança de sua saúde, na forma curativa e preventiva.

Neste entendimento, diante de uma doença que está se tornando a principal causa de morte da população no mundo todo, o Brasil criou a Lei de nº. 12.732/2012, que obriga o Sistema Único de Saúde (SUS) a iniciar o tratamento de pacientes com câncer em até 60 dias, contatos do dia da descoberta do diagnóstico. A Lei determina que o paciente com câncer deverá receber do SUS, de forma gratuita, todos os tratamentos necessários para combater a doença.

Neste liame, o que se pode perceber é que a Lei 12.732/2012 vem impor mais rapidez no atendimento ao portador de neoplasia maligna, pois, quando isso não é imposto, o paciente fica a esperar, desenvolvendo mais rápido a doença, infligindo o princípio da dignidade da pessoa humana perante sua saúde. Neste entendimento, Barbosa expõe que: "Por fim, acrescentamos que o paciente de câncer, pelo profundo sofrimento que encerra a sua doença, além de todos os benefícios enumerados, tem direito não apenas a uma morte digna, mas, sobretudo, direito a uma vida digna" (2012, p.365).

Ao analisar o passado, verifica-se o grande processo de transformação permanente, de modo a se ajustar as suas funções constitucionais, bem como as sociais. Em outras palavras, as normas têm sido obrigadas a rever as suas formas de cuidados sociais relacionados à saúde, primando a dignidade da pessoa perante doenças malignas.

Com a Constituição Federal de 1988, o princípio da dignidade da pessoa humana chega ao ápice dentro do ordenamento jurídico, uma vez que é a base de todos os direitos constitucionais. O interesse em proteger os direitos humanos e fundamentais é ainda maior, tomando grandes proporções dentro do mundo jurídico, dando ensejo à criação de vários instrumentos de defesa, como os Pactos Internacionais, assim como a criação da ONU (Organização das Nações Unidas) e a Declaração Universal dos Direitos do Homem, a fim de resguardar o ser humano, deste modo, "todos os homens nascem livres e iguais em dignidade e direitos. São dotados de razão e consciência e devem agir em relação uns aos outros com espírito de fraternidade" (Declaração Universal dos Direitos do Homem, Art. I).

Neste entendimento, pode-se observar que o ser humano está resguardado de direitos, desta forma, o principal objetivo dessa Lei nº. 12.732/2012 é fazer jus à dignidade do paciente, principalmente, por se tratar de uma doença que destrói toda a estrutura do ser humano. Assim, para conservar tais direitos, o primeiro artigo, junto ao parágrafo único desta lei, vem falar que:

> Art. 1º O paciente com neoplasia maligna receberá, gratuitamente, no Sistema Único de Saúde (SUS), todos os tratamentos necessários, na forma desta Lei.
> Parágrafo único. A padronização de terapias do câncer, cirúrgicas e clínicas, deverá ser revista e republicada, e atualizada sempre que se fizer necessário, para se adequar ao conhecimento científico e à disponibilidade de novos tratamentos comprovados.

Prezando que o paciente com neoplasia maligna receberá, gratuitamente, do SUS todos os tratamentos necessários para o combate a sua doença, e para maior eficácia, a padronização de terapias, cirurgias e clínicas deve ser sempre atualizada por meio de pesquisas e conhecimento científico para o bem-estar do paciente e visando sempre a sua dignidade perante o seus direitos constituídos.

É sob este prisma, que é dever dos governantes do país garantir assistência ao ser humano, impor dignidade para aos pacientes que sofrem de doenças graves, principalmente daquele que tem por influência do destino uma doença maligna, o que deve permanecer o Princípio da Dignidade da Pessoa Humana para garantir junto à Lei nº. 12.732/2012 o tratamento rápido e eficaz da doença, neste liame, expressou dando ao sujeito o direito de viver. Neste contexto, Barbosa argumenta que:

> Para tanto, deveriam os órgãos competentes do governo, nos três níveis – federal estadual e municipal -, tomar as providencias necessárias para que lhe fossem propiciadas, facilidades, algumas bem simples, que muitas vezes sequer implicam aumento de custo, mas apenas mudanças de posturas, de cultura e vontade política (2012, p.368).

Diante deste entendimento, é de competência dos órgãos federais, estaduais e municipais tomarem providências que facilitem o acesso aos direitos disponíveis ao portador de câncer, que, muitas vezes, se tornam mais simples o diagnóstico e o tratamento precoce do que o tratamento com a doença já avançada. Além de facilitar o desgaste físico e emocional do ser humano, vislumbra a sua dignidade perante uma doença abalável. Tanto é verdadeira essa assertiva que a Constituição Federal de 1988, no artigo 1º, III, o inscreve como princípio fundamental do Estado brasileiro.

> Art. 1°. A República Federativa do Brasil, formada pela união indissolúvel dos Estados e Municípios e do Distrito Federal, constitui-se em Estado Democrático de Direito e tem como fundamentos:
> III – a dignidade da pessoa humana; [...].

Nesse aspecto, Morais (2003) traz o conceito de dignidade humana, que se abriga em um conjunto de valores, inerente à defesa dos direitos individuais do homem, mas abarca em seu bojo toda uma gama de direitos, de liberdades e de garantias, de interesses que dizem respeito à vida humana, sejam esses direitos pessoais, sociais, políticos, culturais, ou econômicos, cabendo ao Estado garantir e preservar todos esses direitos ao ser humano, para, assim, o ordenamento jurídico junto à sociedade não entrar em conflito.

É notável que o sistema de saúde do Brasil esteja muito precário e em total estado de emergência. O câncer é uma doença rápida e que precisa de diagnóstico o mais breve possível, emergente. Não é preciso somente leis vigentes, mas governantes que efetivem esses direitos e reconheçam que é necessário ampliar o atendimento na rede pública para atender melhor ao paciente com neoplasia maligna – o câncer.

Neste entendimento, o artigo 2º e seus parágrafos da Lei 12.732[39] ensejam que o Sistema Único de Saúde tem o direito a se submeter ao primeiro tratamento no prazo de 60 (sessenta) dias, contados a partir do diagnóstico e, nos casos de manifestações dolorosas, terá tratamento privilegiado e gratuito para tentar manter seu bem-estar.

---

39 Art. 2º O paciente com neoplasia maligna tem direito de se submeter ao primeiro tratamento no Sistema Único de Saúde (SUS), no prazo de até 60 (sessenta) dias contados a partir do dia em que for firmado o diagnóstico em laudo patológico ou em prazo menor, conforme a necessidade terapêutica do caso registrada em prontuário único.

§ 1º Para efeito do cumprimento do prazo estipulado no caput, considerar-se-á efetivamente iniciado o primeiro tratamento da neoplasia maligna, com a realização de terapia cirúrgica ou com o início de radioterapia ou de quimioterapia, conforme a necessidade terapêutica do caso.

§ 2º Os pacientes acometidos por manifestações dolorosas consequentes de neoplasia maligna terão tratamento privilegiado e gratuito, quanto ao acesso às prescrições e dispensação de analgésicos opiáceos ou correlatos.

Em muitos estados, o paciente demora mais de três meses para conseguir o tratamento de câncer, diante dessa nova Lei, se o paciente não conseguir iniciar o tratamento dentro do prazo estabelecido, poderá denunciar, e o Estado é obrigado a dar o tratamento mesmo sendo ele particular ou pelo SUS. Reflete a responsabilidade, diante, também, do artigo 3º[40], que, no descumprimento, a Lei sujeitará os gestores, direta e indiretamente, responsáveis às penalidades administrativas, sendo que o estado responderá pelo descumprimento da lei civilmente e até penalmente diante da responsabilidade e do estado grave do paciente.

Diante da Lei 12.732/2012, traz-se aos gestores responsáveis por cada unidade de atendimento a responsabilidade, sofrendo as penalidades administrativas pelos seus atos. Diante disto, a adequação não é opcional, mas, sim, obrigatória para todas as regiões.

Para dar efetividade à Lei 12.732 de 2012, o governo criou o Sistema de Informação do Câncer (Siscan). Trata-se de um sistema de armazenamento para os diagnósticos e todas as informações referentes ao paciente com câncer, estando disponível nas Secretarias Estaduais e Municipais de Saúde. Mesmo com a advertência dessa recente Lei, é preciso muito mais do que a sua criação, mas sim sua efetivação nos Estados e municípios do Brasil. Desta forma, mostra-se necessário o incremento da participação da sociedade junto ao Estado para uma democratização política pública de inclusão social correta.

---

[40] Art. 3º O descumprimento desta Lei sujeitará os gestores direta e indiretamente responsáveis às penalidades administrativas.

Diante disso, o Princípio da Dignidade Humana como fundamento do Estado Democrático de Direito coloca o homem como centro de toda a organização política e do próprio Direito. Não é o homem que está a serviço do aparelho Estatal, é este que deve servir ao homem para consecução do integral desenvolvimento de sua personalidade, para que atinja seus ideais de vida e de sua própria realização pessoal, que, em última instância, é a busca incessante de sua felicidade. Corroborando com o texto anterior, Wolfgang Sarlet diz que:

> Dignidade da pessoa humana é qualidade intrínseca e distintiva de cada ser humano que o faz merecedor do mesmo respeito e consideração por parte do Estado e da comunidade, implicando, neste sentido, um complexo de direitos e deveres fundamentais que assegurem a pessoa tanto contra todo e qualquer ato de cunho degradante e desumano, como venham a lhe garantir as condições existenciais mínimas para uma vida saudável, além de propiciar e promover sua participação ativa e corresponsável nos destinos da própria existência e da vida em comunhão com os demais seres humanos (2011, p. 63).

O que a Lei mais traz diante disso tudo é a dignidade da pessoa humana, pois é a qualidade intrínseca e distintiva de cada ser humano que se faz merecedor de respeito e consideração, principalmente, por uma doença com toda proporção devastadora na vida do paciente, merecedor desses direitos pelo estado e pela comunidade que tem por deveres fundamentais assegurar a pessoa qualquer ato degradante e desumano.

É difícil a luta pela sobrevivência e pela dignidade dos pacientes que passam a fazer parte de uma história de luta pela vida, contatando quando recebem o diagnóstico de câncer, o cidadão não perde apenas a saúde, mas, também, a cidadania, por isso, a grande importância diante de tamanha fragilidade que o paciente se encontra, ou seja, os direitos que a ele são dados são uma forma de ajudar a reabilitar sua dignidade perante cruel doença (BARBOSA, 2012, p.367).

Portanto, é de grande seriedade discutir a respeito da vida digna para os portadores de doença grave como o portador de neoplasia maligna, trazendo, assim, os direitos essenciais promovidos não só pela relação médico-paciente, mas, também, pelo Estado e pela sociedade em geral no exercício da cidadania.

5
CONSIDERAÇÕES FINAIS

Essa obra buscou discutir sobre a real situação vivenciada por muitos brasileiros que necessitam diariamente dos serviços de saúde prestados pelo Estado, com enfoque aos direitos previstos na Constituição Federal de 1988, uma vez que traz, em seu bojo, diversos entendimentos que asseguram a tutela ao direito à saúde, encontrando-se, nela, inclusive, uma seção exclusiva ao aludido direito.

Deve-se destacar que o referido direito foi reconhecido como fundamental, através do artigo 6º da CF/1988, de modo que ele deve ser implementado pelo Estado para todos os cidadãos, uma vez que possui aplicabilidade imediata. Neste mesmo entendimento, o parágrafo 1º, do seu artigo 5º, também traz o direito à vida, viabilizá-lo em todos os seus aspectos sociais no qual se busca o bem-estar do ser humano.

Neste mesmo liame, é de importância destacar os artigos 196 a 200 da Constituição, que vêm garantir o direito à saúde, devendo o Estado se responsabilizar perante tais fundamentos como também o Sistema Único de Saúde, que proporciona a todos mediante políticas públicas voltadas ao acesso universal e de qualidade a toda a sociedade brasileira.

Dessa forma, a falta de aplicabilidade desses direitos leva muitos a acionarem o Poder Judiciário para que seja, de fato, assegurado, o que mostra o descaso com a saúde pública e a falta de respeito à pessoa humana, o que causa sérios danos a sua dignidade, além de provocar uma sensação de falta de tutela e proteção jurisdicional. Neste sentido, cumpre destacar a seriedade da saúde para a sociedade, devendo ter seus direitos estabelecidos pelos órgãos competentes.

Contudo, é imprescindível observar que, para estabelcer saúde, é importancte a reação médico-paciente. Relação essa que faz toda a diferença na aceitação ou não da doença, do diagnóstico e até os procedimentos a serem tomados para o tratamento, levando em conta os direitos tanto para o médico como para o paciente, sendo imposta pelo Código de Ética Médica, que busca estabelecer direitos e deveres ao médico e/ou paciente.

O presente estudo enfocou a atuação do médico também no direito à informação, pois esse direito é essencial para o esclarecimento da doença, como também o direito do paciente ou responsável de escolher o melhor para o seu bem-estar, apresentando a distanásia e eutanásia, um assunto não aceito ainda no Brasil pela sua fragilidade. Mas o que acontece nos hospitais do Brasil é mais o procedimento da distanásia, pessoas que se encontram acamadas, presas aos aprelhos, remédios, esperando pela morte.

Enfim, esta obra vem trazer discussão a respeito da seriedade dos direitos do paciente com câncer, direitos estes estabelecidos por Leis e pela Constituição Federal, inerentes ao direito à saúde e à dignidade da pessoa humana.

Neste sentindo, o objetivo é discutir os direitos humanos referentes à saúde, assim, apresentou-se a Lei 12.732/2012, da prioridade ao paciente com neoplasia maligna (câncer) o direito ao atendimento em 60 dias, o qual ainda não está sendo efetivado, pois não só é preciso criar leis, mas, também, efetivá-las, porque, com o diagnóstico precoce, a cura da doença se torna mais fácil e rápida.

Por isso que a obra também destaca os benefícios do portador de neoplasia maligna, sendo uma doença frágil; é de suma importância os pacientes terem amparo social, diminuindo as dispensas inerentes às isenções tributárias e também trazendo o auxílio-doença e a aposentadoria, direitos que fazem a diferença na vida do portador de câncer.

No entanto, considere-se, ainda, que há muito que se discutir sobre este tema e o que foi exposto se trata não de certezas, mas de alguns dos olhares percebidos pela pesquisadora.

REFERÊNCIAS

ARNAUD, André Jean; CAPELLER, Wanda. **Cidadania e direito à saúde**. Disponível em: <www.direitonet.com.br>. Acesso em: 21 abr. 2011.

BARBOSA, Antonieta. **Câncer**: direito e cidadania. 14° ed. São Paulo: Atlas S.A, 2012.

CAVALIERI FILHO, Sérgio. **Programa de responsabilidade civil**. 8ª ed. São Paulo: Atlas, 2009.

CONSELHO FEDERAL DE MEDICINA. **Código de Ética Médica e Legislação dos Conselhos de Medicina**. Disponível em: <www.cremerj.or.br>. Acesso em: 1° jun. 2012.

COSTA, André Marques de Oliveira. **A Saúde é direito de todos e dever do Estado**. Disponível em: <www.ambitojurpidico.com.br>. Acesso em: 27 abr. 2011.

CSBOC. Cartilha da Sociedade Brasileira de Oncologia Clínica - *Cartilha dos Direitos dos Pacientes Oncológicos*, 4ª edição, 2011. Disponível em: <http://www.sboc.org.br/downloads/cartilha cancer final.pdf>. Acesso em: 25 out. 2013.

DINIZ, Maria Helena. **Curso de direito civil brasileiro**: responsabilidade civil. 7° volume, 21. Ed. Ver. Eev. E atual. De acordo com a Reforma do CPC, - São Paulo: Saraiva, 2007.

EBA. **Responsabilidade Civil do Estado Por Omissão do Sul.** Disponível em: <http://www.ebah.com.br/content/ABAAAenaQAJ/responsabilidade-civil-estado-por-omissao-no-sus>. Acesso em: 18 ago. 2013.

FERNANDES, Francisco *et al.* **Dicionário Brasileiro Globo**. São Paulo: globo, Brasil, 1991.

FILHO, Naomar de Almeida. **O que é saúde?** Rio de Janeiro: Editora Fiocruz, 2011

FRANÇA, Rubens Limongi (coord.). **Enciclopédia Saraiva do Direito** V. 67. São Paulo: Saraiva, Brasil, 1981, p.108.

INSTITUTO FEDERAL DE EDUCAÇÃO, CIÊNCIA E TECNOLOGIA. **Portadores de Câncer tem benefícios especiais**. Disponível em: <http://www.ifg.edu.br/gdrh/index.php/comunicados/186>. Acesso em: 18 ago. 2013.

LAKATUS, Eva Maria. **Fundamentos da metodologia científica. /** Mariana de Andrade Marconi e Eva Maria Lakatus. – 6. ed. – São Paulo : Atlas, 2005.

MAGALHÃES, José Luiz Quadros de. Direito Constitucional; 2.ed. Belo Horizonte: Mandamentos. 2002.

MORAES, Alexandre**. Direito Constitucional** – 13. Ed. – São Paulo: Atlas, 2003.

______________**. Direito Constitucional** – 26. Ed. – São Paulo: Atlas, 2010.

______________**. Direito Constitucional** – 28. Ed. – São Paulo: Atlas, 2012.

NEVES, Bruno Torquato de Oliveira. **Da Relação Jurídica Médico-Paciente:** Dignidade da pessoa humana e autonomia privada. Mestrando em Direito Privado pela PUC-MG. Disponível em: <www.fmd.pucminas.br/.../Relação%20jurídica%20médico-paciente.doc>. Acesso em: 30 ago. 2013.

NOVELINO, Marcelo. **Direito Constitucional**. 4. Ed.rev. atual e ampl –Rio de janeiro: Forense, São Paulo: Método. 2010.

PESSINI, Leo. **Eutanásia**: Por que abreviar a vida? São Paulo: Centro Universitário São Camilo.

RIDEEL. **Vade Mecum.** Acadêmico de direito – Anne Jouce Angher, organização, - 14ª ed. São Paulo: Rideel, 2012.

RIO GRANDE DO SUL. Tribunal de Justiça. **Agravo de instrumento provido.** (Agravo de Instrumento Nº 70055171151, Terceira Câmara Cível, Tribunal de Justiça do RS, Relator: Eduardo Delgado, Julgado em 26/09/2013)

SÁ, Maria de Fátima Freire de. **Direito de Morrer**: eutanásia, suicídio. – 2. Ed. Belo Horizonte: Del Rey, 2005.

SANTOS, José Wilson dos; BARROSO, Rusel Marcos B. **Manual de Monografia da AGES: graduação e pós-graduação**. Aracaju: Sercore, 2011.

SARLET, Ingo Wolfgang. **A eficácia dos direitos fundamentais**: Uma Teoria Geral dos Direitos Fundamentais na Perspectiva Constitucional. 5.ed. Porto Alegre: Ed. Livraria do Advogado. 2005

SILVA, De Plácido e. **Vocabulário Jurídico**. Rio de Janeiro: Forense, 1963.

SILVA, Júlio César Ballerini Silva. **Direito à Saúde:** Aspectos práticos e doutrinários no direito público e no direito privado. Leme, Habermann Editora, 2009.

STANCIOLI, Brunello Souza. **Relação Jurídica Médica-Paciente**; condenação de João Baptista Villela – Belo Horizonte: Del Rey, 2004

TAVARES, André Ramos. **Curso de Direito Constitucional**. 4ª. Ed. São Paulo: Saraiva, 2006.

THOMASI, Tanise Zago. **Dissertação apresentada ao programa de Pós-Graduação** – Mestrado em Direito da Universidade de Caxias do Sul, 2009. Disponível em: <http://tede.ucs.br/tde_busca/arquivo.php?codArquivo=276>. Aces so em: 30 ago. 2013.

WIKIPÉDIA, a enciclopédia livre. **Organização Mundial da Saúde.** Disponível em: <http://pt.wikipedia.org/wiki/Organização Mundial da Saúde>. Acesso em: 18 ago. 2013.

YOUNES, Riad Naim. **O Câncer**. São Paulo, 2001.

Site pesquisado:
<http://jus.com.br/artigos/22446/evolucao-da-saude-no-brasil/2#ixzz2k4a6QDRQ>

ANEXOS

DECLARAÇÃO UNIVERSAL DOS DIREITOS HUMANOS

Adotada e proclamada pela resolução 217 A (III) da Assembleia Geral das Nações Unidas em 10 de dezembro de 1948

Preâmbulo

Considerando que o reconhecimento da dignidade inerente a todos os membros da família humana e de seus direitos iguais e inalienáveis é o fundamento da liberdade, da justiça e da paz no mundo,
Considerando que o desprezo e o desrespeito pelos direitos humanos resultaram em atos bárbaros que ultrajaram a consciência da Humanidade e que o advento de um mundo em que os homens gozem de liberdade de palavra, de crença e da liberdade de viverem a salvo do temor e da necessidade foi proclamado como a mais alta aspiração do homem comum,
Considerando essencial que os direitos humanos sejam protegidos pelo Estado de Direito, para que o homem não seja compelido, como último recurso, à rebelião contra tirania e a opressão,
Considerando essencial promover o desenvolvimento de relações amistosas entre as nações,
Considerando que os povos das Nações Unidas reafirmaram, na Carta, sua fé nos direitos humanos fundamentais, na dignidade e no valor da pessoa humana e na igualdade de direitos dos homens e das mulheres, e que decidiram promover o progresso social e melhores condições de vida em uma liberdade mais ampla,

Considerando que os Estados-Membros se comprometeram a desenvolver, em cooperação com as Nações Unidas, o respeito universal aos direitos humanos e liberdades fundamentais e a observância desses direitos e liberdades,

Considerando que uma compreensão comum desses direitos e liberdades é da mis alta importância para o pleno cumprimento desse compromisso,

A Assembleia Geral proclama

A presente Declaração Universal dos Diretos Humanos como o ideal comum a ser atingido por todos os povos e todas as nações, com o objetivo de que cada indivíduo e cada órgão da sociedade, tendo sempre em mente esta Declaração, se esforce, através do ensino e da educação, por promover o respeito a esses direitos e liberdades, e, pela adoção de medidas progressivas de caráter nacional e internacional, por assegurar o seu reconhecimento e a sua observância universais e efetivos, tanto entre os povos dos próprios Estados-Membros, quanto entre os povos dos territórios sob sua jurisdição.

Artigo I

Todas as pessoas nascem livres e iguais em dignidade e direitos. São dotadas de razão e consciência e devem agir em relação umas às outras com espírito de fraternidade.

Artigo II

Toda pessoa tem capacidade para gozar os direitos e as liberdades estabelecidos nesta Declaração, sem distinção de qualquer espécie, seja de raça, cor, sexo, língua, religião, opinião política ou de outra natureza, origem nacional ou social, riqueza, nascimento, ou qualquer outra condição.

Artigo III

Toda pessoa tem direito à vida, à liberdade e à segurança pessoal.

Artigo IV

Ninguém será mantido em escravidão ou servidão, a escravidão e o tráfico de escravos serão proibidos em todas as suas formas.

Artigo V

Ninguém será submetido à tortura, nem a tratamento ou castigo cruel, desumano ou degradante.

Artigo VI

Toda pessoa tem o direito de ser, em todos os lugares, reconhecida como pessoa perante a lei.

Artigo VII

Todos são iguais perante a lei e têm direito, sem qualquer distinção, a igual proteção da lei. Todos têm direito a igual proteção contra qualquer discriminação que viole a presente Declaração e contra qualquer incitamento a tal discriminação.

Artigo VIII

Toda pessoa tem direito a receber dos tributos nacionais competentes remédio efetivo para os atos que violem os direitos fundamentais que lhe sejam reconhecidos pela constituição ou pela lei.

Artigo IX

Ninguém será arbitrariamente preso, detido ou exilado.

Artigo X

Toda pessoa tem direito, em plena igualdade, a uma audiência justa e pública por parte de um tribunal independente e imparcial, para decidir de seus direitos e deveres ou do fundamento de qualquer acusação criminal contra ele.

Artigo XI

1. Toda pessoa acusada de um ato delituoso tem o direito de ser presumida inocente até que a sua culpabilidade tenha sido provada de acordo com a lei, em julgamento público no qual lhe tenham sido assegurada todas as garantias necessárias à sua defesa.

2. Ninguém poderá ser culpado por qualquer ação ou omissão que, no momento, não constituíam delito perante o direito nacional ou internacional. Tampouco será imposta pena mais forte do que aquela que, no momento da prática, era aplicável ao ato delituoso.

Artigo XII

Ninguém será sujeito a interferências na sua vida privada, na sua família, no seu lar ou na sua correspondência, nem a ataques à sua honra e reputação. Toda pessoa tem direito à proteção da lei contra tais interferências ou ataques.

Artigo XIII

1. Toda pessoa tem direito à liberdade de locomoção e residência dentro das fronteiras de cada Estado.
2. Toda pessoa tem o direito de deixar qualquer país, inclusive o próprio, e a este regressar.

Artigo XIV

1. Toda pessoa, vítima de perseguição, tem o direito de procurar e de gozar asilo em outros países.
2. Este direito não pode ser invocado em caso de perseguição legitimamente motivada por crimes de direito comum ou por atos contrários aos propósitos e princípios das Nações Unidas.

Artigo XV

1. Toda pessoa tem direito a uma nacionalidade.
2. Ninguém será arbitrariamente privado de sua nacionalidade, nem do direito de mudar de nacionalidade.

Artigo XVI

1. Os homens e mulheres de maior idade, sem qualquer restrição de raça, nacionalidade ou religião, têm o direito de contrair matrimônio e fundar uma família. Gozam de iguais direitos em relação ao casamento, sua duração e sua dissolução.
2. O casamento não será válido senão com o livre e pleno consentimento dos nubentes.

Artigo XVII

1. Toda pessoa tem direito à propriedade, só ou em sociedade com outros.
2. Ninguém será arbitrariamente privado de sua propriedade.

Artigo XVIII

Toda pessoa tem direito à liberdade de pensamento, consciência e religião; este direito inclui a liberdade de mudar de religião ou crença e a liberdade de manifestar essa religião ou crença, pelo ensino, pela prática, pelo culto e pela observância, isolada ou coletivamente, em público ou em particular.

Artigo XIX

Toda pessoa tem direito à liberdade de opinião e expressão; este direito inclui a liberdade de, sem interferência, ter opiniões e de procurar, receber e transmitir informações e ideias por quaisquer meios e independentemente de fronteiras.

Artigo XX

1. Toda pessoa tem direito à liberdade de reunião e associação pacíficas.

2. Ninguém pode ser obrigado a fazer parte de uma associação.

Artigo XXI

1. Toda pessoa tem o direito de tomar parte no governo de seu país, diretamente ou por intermédio de representantes livremente escolhidos.

2. Toda pessoa tem igual direito de acesso ao serviço público do seu país.

3. A vontade do povo será a base da autoridade do governo; esta vontade será expressa em eleições periódicas e legítimas, por sufrágio universal, por voto secreto ou processo equivalente que assegure a liberdade de voto.

Artigo XXII

Toda pessoa, como membro da sociedade, tem direito à segurança social e à realização, pelo esforço nacional, pela cooperação internacional e de acordo com a organização e recursos de cada Estado, dos direitos econômicos, sociais e culturais indispensáveis à sua dignidade e ao livre desenvolvimento da sua personalidade.

Artigo XXIII

1.Toda pessoa tem direito ao trabalho, à livre escolha de emprego, a condições justas e favoráveis de trabalho e à proteção contra o desemprego.

2. Toda pessoa, sem qualquer distinção, tem direito a igual remuneração por igual trabalho.

3. Toda pessoa que trabalhe tem direito a uma remuneração justa e satisfatória, que lhe assegure, assim como à sua família, uma existência compatível com a dignidade humana, e a que se acrescentarão, se necessário, outros meios de proteção social.

4. Toda pessoa tem direito a organizar sindicatos e neles ingressar para proteção de seus interesses.

Artigo XXIV

Toda pessoa tem direito a repouso e lazer, inclusive a limitação razoável das horas de trabalho e férias periódicas remuneradas.

Artigo XXV

1. Toda pessoa tem direito a um padrão de vida capaz de assegurar a si e a sua família saúde e bem estar, inclusive alimentação, vestuário, habitação, cuidados médicos e os serviços sociais indispensáveis, e direito à segurança em caso de desemprego, doença, invalidez, viuvez, velhice ou outros casos de perda dos meios de subsistência fora de seu controle.

2. A maternidade e a infância têm direito a cuidados e assistência especiais. Todas as crianças nascidas dentro ou fora do matrimônio, gozarão da mesma proteção social.

Artigo XXVI

1. Toda pessoa tem direito à instrução. A instrução será gratuita, pelo menos nos graus elementares e fundamentais. A instrução elementar será obrigatória. A instrução técnico-profissional será acessível a todos, bem como a instrução superior, esta baseada no mérito.

2. A instrução será orientada no sentido do pleno desenvolvimento da personalidade humana e do fortalecimento do respeito pelos direitos humanos e pelas liberdades fundamentais. A instrução promoverá a compreensão, a tolerância e a amizade entre todas as nações e grupos raciais ou religiosos, e coadjuvará as atividades das Nações Unidas em prol da manutenção da paz.

3. Os pais têm prioridade de direito n escolha do gênero de instrução que será ministrada a seus filhos.

Artigo XXVII

1. Toda pessoa tem o direito de participar livremente da vida cultural da comunidade, de fruir as artes e de participar do processo científico e de seus benefícios.

2. Toda pessoa tem direito à proteção dos interesses morais e materiais decorrentes de qualquer produção científica, literária ou artística da qual seja autor.

Artigo XVIII

Toda pessoa tem direito a uma ordem social e internacional em que os direitos e liberdades estabelecidos na presente Declaração possam ser plenamente realizados.

Artigo XXIV

1. Toda pessoa tem deveres para com a comunidade, em que o livre e pleno desenvolvimento de sua personalidade é possível.

2. No exercício de seus direitos e liberdades, toda pessoa estará sujeita apenas às limitações determinadas pela lei, exclusivamente com o fim de assegurar o devido reconhecimento e respeito dos direitos e liberdades de outrem e de satisfazer às justas exigências da moral, da ordem pública e do bem-estar de uma sociedade democrática.

3. Esses direitos e liberdades não podem, em hipótese alguma, ser exercidos contrariamente aos propósitos e princípios das Nações Unidas.

Artigo XXX

Nenhuma disposição da presente Declaração pode ser interpretada como o reconhecimento a qualquer Estado, grupo ou pessoa, do direito de exercer qualquer atividade ou praticar qualquer ato destinado à destruição de quaisquer dos direitos e liberdades aqui estabelecidos.

Fonte: UNESCO. Organização das Nações Unidas para a Educação a Ciência e a Cultura. Declaração Universal dos Direitos Humanos. Disponível em: www.unesdoc.unesco.org/images/0013/0013/94/139423por.pdf. Acessado em 30 agosto de 2013.

CÓDIGO DE ÉTICA MÉDICA

RESOLUÇÃO CFM Nº 1931/2009
(Publicada no D.O.U. de 24 de setembro de 2009, Seção I, p. 90)
(Retificação publicada no D.O.U. de 13 de outubro de 2009, Seção I, p.173)

Aprova o Código de Ética Médica.
O CONSELHO FEDERAL DE MEDICINA, no uso das atribuições conferidas pela Lei n.º 3.268, de 30 de setembro de 1957, regulamentada pelo Decreto n.º 44.045, de 19 de julho de 1958, modificado pelo Decreto n.º 6.821, de 14 de abril de 2009 e pela Lei n.º 11.000, de 15 de dezembro de 2004, e, consubstanciado nas Leis n.º 6.828, de 29 de outubro de 1980 e Lei n.º 9.784, de 29 de janeiro de 1999; e

CONSIDERANDO que os Conselhos de Medicina são ao mesmo tempo julgadores e disciplinadores da classe médica, cabendo-lhes zelar e trabalhar, por todos os meios ao seu alcance, pelo perfeito desempenho ético da Medicina e pelo prestígio e bom conceito da profissão e dos que a exerçam legalmente;

CONSIDERANDO que as normas do Código de Ética Médica devem submeter-se aos dispositivos constitucionais vigentes;

CONSIDERANDO a busca de melhor relacionamento com o paciente e a garantia de maior autonomia à sua vontade;

CONSIDERANDO as propostas formuladas ao longo dos anos de 2008 e 2009 e pelos Conselhos Regionais de Medicina, pelas Entidades Médicas, pelos médicos e por instituições científicas e universitárias para a revisão do atual Código de Ética Médica;

CONSIDERANDO as decisões da IV Conferência Nacional de Ética Médica que elaborou, com participação de Delegados Médicos de todo o Brasil, um novo Código de Ética Médica revisado.

CONSIDERANDO o decidido pelo Conselho Pleno Nacional reunido em 29 de agosto de 2009;

CONSIDERANDO, finalmente, o decidido em sessão plenária de 17 de setembro de 2009.

RESOLVE:

Art. 1º Aprovar o Código de Ética Médica, anexo a esta Resolução, após sua revisão e atualização.

Art. 2º O Conselho Federal de Medicina, sempre que necessário, expedirá Resoluções que complementem este Código de Ética Médica e facilitem sua aplicação.

Art. 3º O Código anexo a esta Resolução entra em vigor cento e oitenta dias após a data de sua publicação e, a partir daí, revoga-se o Código de Ética Médica aprovado pela Resolução CFM n.º 1.246, publicada no Diário Oficial da União, no dia 26 de janeiro de 1988, Seção I, páginas 1574-1579, bem como as demais disposições em contrário.

Brasília, 17 de setembro de 2009

EDSON DE OLIVEIRA ANDRADE LÍVIA BARROS GARÇÃO
Presidente Secretária-Geral

CÓDIGO DE ÉTICA MÉDICA

PREÂMBULO

I – O presente Código de Ética Médica contém as normas que devem ser seguidas pelos médicos no exercício de sua profissão, inclusive no exercício de atividades relativas ao ensino, à pesquisa e à administração de serviços de saúde, bem como no exercício de quaisquer outras atividades em que se utilize o conhecimento advindo do estudo da Medicina.

II - As organizações de prestação de serviços médicos estão sujeitas às normas deste Código.

III - Para o exercício da Medicina impõe-se a inscrição no Conselho Regional do respectivo Estado, Território ou Distrito Federal.

IV - A fim de garantir o acatamento e a cabal execução deste Código, o médico comunicará ao Conselho Regional de Medicina, com discrição e fundamento, fatos de que tenha conhecimento e que caracterizem possível infração do presente Código e das demais normas que regulam o exercício da Medicina.

V - A fiscalização do cumprimento das normas estabelecidas neste Código é atribuição dos Conselhos de Medicina, das comissões de ética e dos médicos em geral.

VI - Este Código de Ética Médica é composto de 25 princípios fundamentais do exercício da Medicina, 10 normas diceológicas, 118 normas deontológicas e quatro disposições gerais. A transgressão das normas deontológicas sujeitará os infratores às penas disciplinares previstas em lei.

Capítulo I
PRINCÍPIOS FUNDAMENTAIS

I - A Medicina é uma profissão a serviço da saúde do ser humano e da coletividade e será exercida sem discriminação de nenhuma natureza.

II - O alvo de toda a atenção do médico é a saúde do ser humano, em benefício da qual deverá agir com o máximo de zelo e o melhor de sua capacidade profissional.

III - Para exercer a Medicina com honra e dignidade, o médico necessita ter boas condições de trabalho e ser remunerado de forma justa.

IV - Ao médico cabe zelar e trabalhar pelo perfeito desempenho ético da Medicina, bem como pelo prestígio e bom conceito da profissão.

V - Compete ao médico aprimorar continuamente seus conhecimentos e usar o melhor do progresso científico em benefício do paciente.

VI - O médico guardará absoluto respeito pelo ser humano e atuará sempre em seu benefício. Jamais utilizará seus conhecimentos para causar sofrimento físico ou moral, para o extermínio do ser humano ou para permitir e acobertar tentativa contra sua dignidade e integridade.

VII - O médico exercerá sua profissão com autonomia, não sendo obrigado a prestar serviços que contrariem os ditames de sua consciência ou a quem não deseje, excetuadas as situações de ausência de outro médico, em caso de urgência ou emergência, ou quando sua recusa possa trazer danos à saúde do paciente.

VIII - O médico não pode, em nenhuma circunstância ou sob nenhum pretexto, renunciar à sua liberdade profissional, nem permitir quaisquer restrições ou imposições que possam prejudicar a eficiência e a correção de seu trabalho.

IX - A Medicina não pode, em nenhuma circunstância ou forma, ser exercida como comércio.
X - O trabalho do médico não pode ser explorado por terceiros com objetivos de lucro, finalidade política ou religiosa.
XI - O médico guardará sigilo a respeito das informações de que detenha conhecimento no desempenho de suas funções, com exceção dos casos previstos em lei.
XII - O médico empenhar-se-á pela melhor adequação do trabalho ao ser humano, pela eliminação e pelo controle dos riscos à saúde inerentes às atividades laborais.
XIII - O médico comunicará às autoridades competentes quaisquer formas de deterioração do ecossistema, prejudiciais à saúde e à vida.
XIV - O médico empenhar-se-á em melhorar os padrões dos serviços médicos e em assumir sua responsabilidade em relação à saúde pública, à educação sanitária e à legislação referente à saúde.
XV - O médico será solidário com os movimentos de defesa da dignidade profissional, seja por remuneração digna e justa, seja por condições de trabalho compatíveis com o exercício ético-profissional da Medicina e seu aprimoramento técnico-científico.
XVI - Nenhuma disposição estatutária ou regimental de hospital ou de instituição, pública ou privada, limitará a escolha, pelo médico, dos meios cientificamente reconhecidos a serem praticados para o estabelecimento do diagnóstico e da execução do tratamento, salvo quando em benefício do paciente.
XVII - As relações do médico com os demais profissionais devem basear-se no respeito mútuo, na liberdade e na independência de cada um, buscando sempre o interesse e o bem-estar do paciente.
XVIII - O médico terá, para com os colegas, respeito, consideração e solidariedade, sem se eximir de denunciar atos que contrariem os postulados éticos.

XIX - O médico se responsabilizará, em caráter pessoal e nunca presumido, pelos seus atos profissionais, resultantes de relação particular de confiança e executados com diligência, competência e prudência.

XX - A natureza personalíssima da atuação profissional do médico não caracteriza relação de consumo.

XXI - No processo de tomada de decisões profissionais, de acordo com seus ditames de consciência e as previsões legais, o médico aceitará as escolhas de seus pacientes, relativas aos procedimentos diagnósticos e terapêuticos por eles expressos, desde que adequadas ao caso e cientificamente reconhecidas.

XXII - Nas situações clínicas irreversíveis e terminais, o médico evitará a realização de procedimentos diagnósticos e terapêuticos desnecessários e propiciará aos pacientes sob sua atenção todos os cuidados paliativos apropriados.

XXIII - Quando envolvido na produção de conhecimento científico, o médico agirá com isenção e independência, visando ao maior benefício para os pacientes e a sociedade.

XXIV - Sempre que participar de pesquisas envolvendo seres humanos ou qualquer animal, o médico respeitará as normas éticas nacionais, bem como protegerá a vulnerabilidade dos sujeitos da pesquisa.

XXV - Na aplicação dos conhecimentos criados pelas novas tecnologias, considerando-se suas repercussões tanto nas gerações presentes quanto nas futuras, o médico zelará para que as pessoas não sejam discriminadas por nenhuma razão vinculada a herança genética, protegendo-as em sua dignidade, identidade e integridade.

Capítulo II
DIREITOS DOS MÉDICOS

É direito do médico:

I - Exercer a Medicina sem ser discriminado por questões de religião, etnia, sexo, nacionalidade, cor, orientação sexual, idade, condição social, opinião política ou de qualquer outra natureza.

II - Indicar o procedimento adequado ao paciente, observadas as práticas cientificamente reconhecidas e respeitada a legislação vigente.

III - Apontar falhas em normas, contratos e práticas internas das instituições em que trabalhe quando as julgar indignas do exercício da profissão ou prejudiciais a si mesmo, ao paciente ou a terceiros, devendo dirigir-se, nesses casos, aos órgãos competentes e, obrigatoriamente, à comissão de ética e ao Conselho Regional de Medicina de sua jurisdição.

IV - Recusar-se a exercer sua profissão em instituição pública ou privada onde as condições de trabalho não sejam dignas ou possam prejudicar a própria saúde ou a do paciente, bem como a dos demais profissionais. Nesse caso, comunicará imediatamente sua decisão à comissão de ética e ao Conselho Regional de Medicina.

V - Suspender suas atividades, individualmente ou coletivamente, quando a instituição pública ou privada para a qual trabalhe não oferecer condições adequadas para o exercício profissional ou não o remunerar digna e justamente, ressalvadas as situações de urgência e emergência, devendo comunicar imediatamente sua decisão ao Conselho Regional de Medicina.

VI - Internar e assistir seus pacientes em hospitais privados e públicos com caráter filantrópico ou não, ainda que não faça parte do seu corpo clínico, respeitadas as normas técnicas aprovadas pelo Conselho Regional de Medicina da pertinente jurisdição.

VII - Requerer desagravo público ao Conselho Regional de Medicina quando atingido no exercício de sua profissão.

VIII - Decidir, em qualquer circunstância, levando em consideração sua experiência e capacidade profissional, o tempo a ser dedicado ao paciente, evitando que o acúmulo de encargos ou de consultas venha a prejudicá-lo.

IX - Recusar-se a realizar atos médicos que, embora permitidos por lei, sejam contrários aos ditames de sua consciência.

X– Estabelecer seus honorários de forma justa e digna.

Capítulo III
RESPONSABILIDADE PROFISSIONAL

É vedado ao médico:

Art. 1º Causar dano ao paciente, por ação ou omissão, caracterizável como imperícia, imprudência ou negligência.

Parágrafo único. A responsabilidade médica é sempre pessoal e não pode ser presumida.

Art. 2º Delegar a outros profissionais atos ou atribuições exclusivos da profissão médica.

Art. 3º Deixar de assumir responsabilidade sobre procedimento médico que indicou ou do qual participou, mesmo quando vários médicos tenham assistido o paciente.

Art. 4º Deixar de assumir a responsabilidade de qualquer ato profissional que tenha praticado ou indicado, ainda que solicitado ou consentido pelo paciente ou por seu representante legal.

Art. 5º Assumir responsabilidade por ato médico que não praticou ou do qual não participou.

Art. 6º Atribuir seus insucessos a terceiros e a circunstâncias ocasionais, exceto nos casos em que isso possa ser devidamente comprovado.

Art. 7º Deixar de atender em setores de urgência e emergência, quando for de sua obrigação fazê-lo, expondo a risco a vida de pacientes, mesmo respaldado por decisão majoritária da categoria.

Art. 8º Afastar-se de suas atividades profissionais, mesmo temporariamente, sem deixar outro médico encarregado do atendimento de seus pacientes internados ou em estado grave.

Art. 9º Deixar de comparecer a plantão em horário preestabelecido ou abandoná-lo sem a presença de substituto, salvo por justo impedimento.

Parágrafo único. Na ausência de médico plantonista substituto, a direção técnica do estabelecimento de saúde deve providenciar a substituição.

Art. 10. Acumpliciar-se com os que exercem ilegalmente a Medicina ou com profissionais ou instituições médicas nas quais se pratiquem atos ilícitos.

Art. 11. Receitar, atestar ou emitir laudos de forma secreta ou ilegível, sem a devida identificação de seu número de registro no Conselho Regional de Medicina da sua jurisdição, bem como assinar em branco folhas de receituários, atestados, laudos ou quaisquer outros documentos médicos.

Art. 12. Deixar de esclarecer o trabalhador sobre as condições de trabalho que ponham em risco sua saúde, devendo comunicar o fato aos empregadores responsáveis.

Parágrafo único. Se o fato persistir, é dever do médico comunicar o ocorrido às autoridades competentes e ao Conselho Regional de Medicina.

Art. 13. Deixar de esclarecer o paciente sobre as determinantes sociais, ambientais ou profissionais de sua doença.

Art. 14. Praticar ou indicar atos médicos desnecessários ou proibidos pela legislação vigente no País.

Art. 15. Descumprir legislação específica nos casos de transplantes de órgãos ou de tecidos, esterilização, fecundação artificial, abortamento, manipulação ou terapia genética.

§ 1º No caso de procriação medicamente assistida, a fertilização não deve conduzir sistematicamente à ocorrência de embriões supranumerários.

§ 2º O médico não deve realizar a procriação medicamente assistida com nenhum dos seguintes objetivos:
I – criar seres humanos geneticamente modificados;
II – criar embriões para investigação;
III – criar embriões com finalidades de escolha de sexo, eugenia ou para originar híbridos ou quimeras.
§ 3º Praticar procedimento de procriação medicamente assistida sem que os participantes estejam de inteiro acordo e devidamente esclarecidos sobre o mesmo.

Art. 16. Intervir sobre o genoma humano com vista à sua modificação, exceto na terapia gênica, excluindo-se qualquer ação em células germinativas que resulte na modificação genética da descendência.

Art. 17. Deixar de cumprir, salvo por motivo justo, as normas emanadas dos Conselhos Federal e Regionais de Medicina e de atender às suas requisições administrativas, intimações ou notificações no prazo determinado

Art. 18. Desobedecer aos acórdãos e às resoluções dos Conselhos Federal e Regionais de Medicina ou desrespeitá-los.

Art. 19. Deixar de assegurar, quando investido em cargo ou função de direção, os direitos dos médicos e as demais condições adequadas para o desempenho ético-profissional da Medicina.

Art. 20. Permitir que interesses pecuniários, políticos, religiosos ou de quaisquer outras ordens, do seu empregador ou superior hierárquico ou do financiador público ou privado da assistência à saúde interfiram na escolha dos melhores meios de prevenção, diagnóstico ou tratamento disponíveis e cientificamente reconhecidos no interesse da saúde do paciente ou da sociedade.

Art. 21. Deixar de colaborar com as autoridades sanitárias ou infringir a legislação pertinente.

Capítulo IV
DIREITOS HUMANOS

É vedado ao médico:

Art. 22. Deixar de obter consentimento do paciente ou de seu representante legal após esclarecê-lo sobre o procedimento a ser realizado, salvo em caso de risco iminente de morte.

Art. 23. Tratar o ser humano sem civilidade ou consideração, desrespeitar sua dignidade ou discriminá-lo de qualquer forma ou sob qualquer pretexto.

Art. 24. Deixar de garantir ao paciente o exercício do direito de decidir livremente sobre sua pessoa ou seu bem-estar, bem como exercer sua autoridade para limitá-lo.

Art. 25. Deixar de denunciar prática de tortura ou de procedimentos degradantes, desumanos ou cruéis, praticá-las, bem como ser conivente com quem as realize ou fornecer meios, instrumentos, substâncias ou conhecimentos que as facilitem.

Art. 26. Deixar de respeitar a vontade de qualquer pessoa, considerada capaz fisica e mentalmente, em greve de fome, ou alimentá-la compulsoriamente, devendo cientificá-la das prováveis complicações do jejum prolongado e, na hipótese de risco iminente de morte, tratá-la.

Art. 27. Desrespeitar a integridade física e mental do paciente ou utilizar-se de meio que possa alterar sua personalidade ou sua consciência em investigação policial ou de qualquer outra natureza.

Art. 28. Desrespeitar o interesse e a integridade do paciente em qualquer instituição na qual esteja recolhido, independentemente da própria vontade.

Parágrafo único. Caso ocorram quaisquer atos lesivos à personalidade e à saúde física ou mental dos pacientes confiados ao médico, este estará obrigado a denunciar o fato à autoridade competente e ao Conselho Regional de Medicina.

Art. 29. Participar, direta ou indiretamente, da execução de pena de morte.

Art. 30. Usar da profissão para corromper costumes, cometer ou favorecer crime.

Capítulo V
RELAÇÃO COM PACIENTES E FAMILIARES

É vedado ao médico:

Art. 31. Desrespeitar o direito do paciente ou de seu representante legal de decidir livremente sobre a execução de práticas diagnósticas ou terapêuticas, salvo em caso de iminente risco de morte.

Art. 32. Deixar de usar todos os meios disponíveis de diagnóstico e tratamento, cientificamente reconhecidos e a seu alcance, em favor do paciente.

Art. 33. Deixar de atender paciente que procure seus cuidados profissionais em casos de urgência ou emergência, quando não haja outro médico ou serviço médico em condições de fazê-lo.

Art. 34. Deixar de informar ao paciente o diagnóstico, o prognóstico, os riscos e os objetivos do tratamento, salvo quando a comunicação direta possa lhe provocar dano, devendo, nesse caso, fazer a comunicação a seu representante legal.

Art. 35. Exagerar a gravidade do diagnóstico ou do prognóstico, complicar a terapêutica ou exceder-se no número de visitas, consultas ou quaisquer outros procedimentos médicos.

Art. 36. Abandonar paciente sob seus cuidados.

§ 1° Ocorrendo fatos que, a seu critério, prejudiquem o bom relacionamento com o paciente ou o pleno desempenho profissional, o médico tem o direito de renunciar ao atendimento, desde que comunique previamente ao paciente ou a seu representante legal, assegurando-se da continuidade dos cuidados e fornecendo todas as informações necessárias ao médico que lhe suceder.

§ 2° Salvo por motivo justo, comunicado ao paciente ou aos seus familiares, o médico não abandonará o paciente por ser este portador de moléstia crônica ou incurável e continuará a assisti-lo ainda que para cuidados paliativos.

Art. 37. Prescrever tratamento ou outros procedimentos sem exame direto do paciente, salvo em casos de urgência ou emergência e impossibilidade comprovada de realizá-lo, devendo, nesse caso, fazê-lo imediatamente após cessar o impedimento.

Parágrafo único. O atendimento médico a distância, nos moldes da telemedicina ou de outro método, dar-se-á sob regulamentação do Conselho Federal de Medicina.

Art. 38. Desrespeitar o pudor de qualquer pessoa sob seus cuidados profissionais.

Art. 39 Opor-se à realização de junta médica ou segunda opinião solicitada pelo paciente ou por seu representante legal.

Art. 40. Aproveitar-se de situações decorrentes da relação médico-paciente para obter vantagem física, emocional, financeira ou de qualquer outra natureza.

Art. 41. Abreviar a vida do paciente, ainda que a pedido deste ou de seu representante legal.

Parágrafo único. Nos casos de doença incurável e terminal, deve o médico oferecer todos os cuidados paliativos disponíveis sem empreender ações diagnósticas ou terapêuticas inúteis ou obstinadas, levando sempre em consideração a vontade expressa do paciente ou, na sua impossibilidade, a de seu representante legal.

Art. 42. Desrespeitar o direito do paciente de decidir livremente sobre método contraceptivo, devendo sempre esclarecê-lo sobre indicação, segurança, reversibilidade e risco de cada método.

Capítulo VI
DOAÇÃO E TRANSPLANTE DE ÓRGÃOS E TECIDOS

É vedado ao médico:

Art. 43. Participar do processo de diagnóstico da morte ou da decisão de suspender meios artificiais para prolongar a vida do possível doador, quando pertencente à equipe de transplante.

Art. 44. Deixar de esclarecer o doador, o receptor ou seus representantes legais sobre os riscos decorrentes de exames, intervenções cirúrgicas e outros procedimentos nos casos de transplantes de órgãos.
Art. 45. Retirar órgão de doador vivo quando este for juridicamente incapaz, mesmo se houver autorização de seu representante legal, exceto nos casos permitidos e regulamentados em lei.

Art. 46. Participar direta ou indiretamente da comercialização de órgãos ou de tecidos humanos.

Capítulo VII
RELAÇÃO ENTRE MÉDICOS

É vedado ao médico:

Art. 47. Usar de sua posição hierárquica para impedir, por motivo de crença religiosa, convicção filosófica, política, interesse econômico ou qualquer outro, que não técnico-científico ou ético, que as instalações e os demais recursos da instituição sob sua direção, sejam utilizados por outros médicos no exercício da profissão , particularmente se forem os únicos existentes no local.

Art. 48. Assumir emprego, cargo ou função para suceder médico demitido ou afastado em represália à atitude de defesa de movimentos legítimos da categoria ou da aplicação deste Código.

Art. 49. Assumir condutas contrárias a movimentos legítimos da categoria médica com a finalidade de obter vantagens.

Art. 50. Acobertar erro ou conduta antiética de médico.

Art. 51. Praticar concorrência desleal com outro médico.

Art. 52. Desrespeitar a prescrição ou o tratamento de paciente, determinados por outro médico, mesmo quando em função de chefia ou de auditoria, salvo em situação de indiscutível benefício para o paciente, devendo comunicar imediatamente o fato ao médico responsável.

Art. 53. Deixar de encaminhar o paciente que lhe foi enviado para procedimento especializado de volta ao médico assistente e, na ocasião, fornecer-lhe as devidas informações sobre o ocorrido no período em que por ele se responsabilizou.

Art. 54. Deixar de fornecer a outro médico informações sobre o quadro clínico de paciente, desde que autorizado por este ou por seu representante legal.

Art. 55. Deixar de informar ao substituto o quadro clínico dos pacientes sob sua responsabilidade ao ser substituído ao fim do seu turno de trabalho.

Art. 56. Utilizar-se de sua posição hierárquica para impedir que seus subordinados atuem dentro dos princípios éticos.

Art. 57. Deixar de denunciar atos que contrariem os postulados éticos à comissão de ética da instituição em que exerce seu trabalho profissional e, se necessário, ao Conselho Regional de Medicina.

Capítulo VIII
REMUNERAÇÃO PROFISSIONAL

É vedado ao médico:

Art. 58. O exercício mercantilista da Medicina.

Art. 59. Oferecer ou aceitar remuneração ou vantagens por paciente encaminhado ou recebido, bem como por atendimentos não prestados.

Art. 60. Permitir a inclusão de nomes de profissionais que não participaram do ato médico para efeito de cobrança de honorários.

Art. 61. Deixar de ajustar previamente com o paciente o custo estimado dos procedimentos.

Art. 62. Subordinar os honorários ao resultado do tratamento ou à cura do paciente.

Art. 63. Explorar o trabalho de outro médico, isoladamente ou em equipe, na condição de proprietário, sócio, dirigente ou gestor de empresas ou instituições prestadoras de serviços médicos.

Art. 64. Agenciar, aliciar ou desviar, por qualquer meio, para clínica particular ou instituições de qualquer natureza, paciente atendido pelo sistema público de saúde ou dele utilizar-se para a execução de procedimentos médicos em sua clínica privada, como forma de obter vantagens pessoais.

Art. 65. Cobrar honorários de paciente assistido em instituição que se destina à prestação de serviços públicos, ou receber remuneração de paciente como complemento de salário ou de honorários.

Art. 66. Praticar dupla cobrança por ato médico realizado.
Parágrafo único. A complementação de honorários em serviço privado pode ser cobrada quando prevista em contrato.

Art. 67. Deixar de manter a integralidade do pagamento e permitir descontos ou retenção de honorários, salvo os previstos em lei, quando em função de direção ou de chefia.

Art. 68. Exercer a profissão com interação ou dependência de farmácia, indústria farmacêutica, óptica ou qualquer organização destinada à fabricação, manipulação, promoção ou comercialização de produtos de prescrição médica, qualquer que seja sua natureza.

Art. 69. Exercer simultaneamente a Medicina e a Farmácia ou obter vantagem pelo encaminhamento de procedimentos, pela comercialização de medicamentos, órteses, próteses ou implantes de qualquer natureza, cuja compra decorra de influência direta em virtude de sua atividade profissional.

Art. 70. Deixar de apresentar separadamente seus honorários quando outros profissionais participarem do atendimento ao paciente.

Art. 71. Oferecer seus serviços profissionais como prêmio, qualquer que seja sua natureza.

Art. 72. Estabelecer vínculo de qualquer natureza com empresas que anunciam ou comercializam planos de financiamento, cartões de descontos ou consórcios para procedimentos médicos.

Capítulo IX
SIGILO PROFISSIONAL

É vedado ao médico:

Art. 73. Revelar fato de que tenha conhecimento em virtude do exercício de sua profissão, salvo por motivo justo, dever legal ou consentimento, por escrito, do paciente.

Parágrafo único. Permanece essa proibição: a) mesmo que o fato seja de conhecimento público ou o paciente tenha falecido; b) quando de seu depoimento como testemunha. Nessa hipótese, o médico comparecerá perante a autoridade e declarará seu impedimento; c) na investigação de suspeita de crime, o médico estará impedido de revelar segredo que possa expor o paciente a processo penal.

Art. 74. Revelar sigilo profissional relacionado a paciente menor de idade, inclusive a seus pais ou representantes legais, desde que o menor tenha capacidade de discernimento, salvo quando a não revelação possa acarretar dano ao paciente.

Art. 75. Fazer referência a casos clínicos identificáveis, exibir pacientes ou seus retratos em anúncios profissionais ou na divulgação de assuntos médicos, em meios de comunicação em geral, mesmo com autorização do paciente.

Art. 76. Revelar informações confidenciais obtidas quando do exame médico de trabalhadores, inclusive por exigência dos dirigentes de empresas ou de instituições, salvo se o silêncio puser em risco a saúde dos empregados ou da comunidade.

Art. 77. Prestar informações a empresas seguradoras sobre as circunstâncias da morte do paciente sob seus cuidados, além das contidas na declaração de óbito, salvo por expresso consentimento do seu representante legal.

Art. 78. Deixar de orientar seus auxiliares e alunos a respeitar o sigilo profissional e zelar para que seja por eles mantido.

Art. 79. Deixar de guardar o sigilo profissional na cobrança de honorários por meio judicial ou extrajudicial.

Capítulo X
DOCUMENTOS MÉDICOS

É vedado ao médico:

Art. 80. Expedir documento médico sem ter praticado ato profissional que o justifique, que seja tendencioso ou que não corresponda à verdade.

Art. 81. Atestar como forma de obter vantagens.

Art. 82. Usar formulários de instituições públicas para prescrever ou atestar fatos verificados na clínica privada.

Art. 83. Atestar óbito quando não o tenha verificado pessoalmente, ou quando não tenha prestado assistência ao paciente, salvo, no último caso, se o fizer como plantonista, médico substituto ou em caso de necropsia e verificação médico-legal.

Art. 84. Deixar de atestar óbito de paciente ao qual vinha prestando assistência, exceto quando houver indícios de morte violenta.

Art. 85. Permitir o manuseio e o conhecimento dos prontuários por pessoas não obrigadas ao sigilo profissional quando sob sua responsabilidade.

Art. 86. Deixar de fornecer laudo médico ao paciente ou a seu representante legal quando aquele for encaminhado ou transferido para continuação do tratamento ou em caso de solicitação de alta.

Art. 87. Deixar de elaborar prontuário legível para cada paciente.

§ 1º O prontuário deve conter os dados clínicos necessários para a boa condução do caso, sendo preenchido, em cada avaliação, em ordem cronológica com data, hora, assinatura e número de registro do médico no Conselho Regional de Medicina.

§ 2º O prontuário estará sob a guarda do médico ou da instituição que assiste o paciente.

Art. 88. Negar, ao paciente, acesso a seu prontuário, deixar de lhe fornecer cópia quando solicitada, bem como deixar de lhe dar explicações necessárias à sua compreensão, salvo quando ocasionarem riscos ao próprio paciente ou a terceiros.

Art. 89. Liberar cópias do prontuário sob sua guarda, salvo quando autorizado, por escrito, pelo paciente, para atender ordem judicial ou para a sua própria defesa.

§ 1º Quando requisitado judicialmente o prontuário será disponibilizado ao perito médico nomeado pelo juiz.

§ 2º Quando o prontuário for apresentado em sua própria defesa, o médico deverá solicitar que seja observado o sigilo profissional.

Art. 90. Deixar de fornecer cópia do prontuário médico de seu paciente quando de sua requisição pelos Conselhos Regionais de Medicina.

Art. 91. Deixar de atestar atos executados no exercício profissional, quando solicitado pelo paciente ou por seu representante legal.

Capítulo XI
AUDITORIA E PERÍCIA MÉDICA

É vedado ao médico:

Art. 92. Assinar laudos periciais, auditorias ou de verificação médico-legal quando não tenha realizado pessoalmente o exame.

Art. 93. Ser perito ou auditor do próprio paciente, de pessoa de sua família ou de qualquer outra com a qual tenha relações capazes de influir em seu trabalho ou de empresa em que atue ou tenha atuado.

Art. 94. Intervir, quando em função de auditor, assistente técnico ou perito, nos atos profissionais de outro médico, ou fazer qualquer apreciação em presença do examinado, reservando suas observações para o relatório.

Art. 95. Realizar exames médico-periciais de corpo de delito em seres humanos no interior de prédios ou de dependências de delegacias de polícia, unidades militares, casas de detenção e presídios.

Art. 96. Receber remuneração ou gratificação por valores vinculados à glosa ou ao sucesso da causa, quando na função de perito ou de auditor.

Art. 97. Autorizar, vetar, bem como modificar, quando na função de auditor ou de perito, procedimentos propedêuticos ou terapêuticos instituídos, salvo, no último caso, em situações de urgência, emergência ou iminente perigo de morte do paciente, comunicando, por escrito, o fato ao médico assistente.

Art. 98. Deixar de atuar com absoluta isenção quando designado para servir como perito ou como auditor, bem como ultrapassar os limites de suas atribuições e de sua competência.

Parágrafo único. O médico tem direito a justa remuneração pela realização do exame pericial.

Capítulo XII
ENSINO E PESQUISA MÉDICA

É vedado ao médico:

Art. 99. Participar de qualquer tipo de experiência envolvendo seres humanos com fins bélicos, políticos, étnicos, eugênicos ou outros que atentem contra a dignidade humana.

Art. 100. Deixar de obter aprovação de protocolo para a realização de pesquisa em seres humanos, de acordo com a legislação vigente.

Art. 101. Deixar de obter do paciente ou de seu representante legal o termo de consentimento livre e esclarecido para a realização de pesquisa envolvendo seres humanos, após as devidas explicações sobre a natureza e as consequências da pesquisa.

Parágrafo único. No caso do sujeito de pesquisa ser menor de idade, além do consentimento de seu representante legal, é necessário seu assentimento livre e esclarecido na medida de sua compreensão.

Art. 102. Deixar de utilizar a terapêutica correta, quando seu uso estiver liberado no País.

Parágrafo único. A utilização de terapêutica experimental é permitida quando aceita pelos órgãos competentes e com o consentimento do paciente ou de seu representante legal, adequadamente esclarecidos da situação e das possíveis consequências.

Art. 103. Realizar pesquisa em uma comunidade sem antes informá-la e esclarecê-la sobre a natureza da investigação e deixar de atender ao objetivo de proteção à saúde pública, respeitadas as características locais e a legislação pertinente.

Art. 104. Deixar de manter independência profissional e científica em relação a financiadores de pesquisa médica, satisfazendo interesse comercial ou obtendo vantagens pessoais.

Art. 105. Realizar pesquisa médica em sujeitos que sejam direta ou indiretamente dependentes ou subordinados ao pesquisador.

Art. 106. Manter vínculo de qualquer natureza com pesquisas médicas, envolvendo seres humanos, que usem placebo em seus experimentos, quando houver tratamento eficaz e efetivo para a doença pesquisada.

Art. 107. Publicar em seu nome trabalho científico do qual não tenha participado; atribuir-se autoria exclusiva de trabalho realizado por seus subordinados ou outros profissionais, mesmo quando executados sob sua orientação, bem como omitir do artigo científico o nome de quem dele tenha participado.

Art. 108. Utilizar dados, informações ou opiniões ainda não publicados, sem referência ao seu autor ou sem sua autorização por escrito.

Art. 109. Deixar de zelar, quando docente ou autor de publicações científicas, pela veracidade, clareza e imparcialidade das informações apresentadas, bem como deixar de declarar relações com a indústria de medicamentos, órteses, próteses, equipamentos, implantes de qualquer natureza e outras que possam configurar conflitos de interesses, ainda que em potencial.

Art. 110. Praticar a Medicina, no exercício da docência, sem o consentimento do paciente ou de seu representante legal, sem zelar por sua dignidade e privacidade ou discriminando aqueles que negarem o consentimento solicitado.

Capítulo XIII
PUBLICIDADE MÉDICA

É vedado ao médico:

Art. 111. Permitir que sua participação na divulgação de assuntos médicos, em qualquer meio de comunicação de massa, deixe de ter caráter exclusivamente de esclarecimento e educação da sociedade.

Art. 112. Divulgar informação sobre assunto médico de forma sensacionalista, promocional ou de conteúdo inverídico.

Art. 113. Divulgar, fora do meio científico, processo de tratamento ou descoberta cujo valor ainda não esteja expressamente reconhecido cientificamente por órgão competente.

Art. 114. Consultar, diagnosticar ou prescrever por qualquer meio de comunicação de massa.

Art. 115. Anunciar títulos científicos que não possa comprovar e especialidade ou área de atuação para a qual não esteja qualificado e registrado no Conselho Regional de Medicina.

Art. 116. Participar de anúncios de empresas comerciais qualquer que seja sua natureza, valendo-se de sua profissão.

Art. 117. Apresentar como originais quaisquer idéias, descobertas ou ilustrações que na realidade não o sejam.

Art. 118. Deixar de incluir, em anúncios profissionais de qualquer ordem, o seu número de inscrição no Conselho Regional de Medicina.

Parágrafo único. Nos anúncios de estabelecimentos de saúde devem constar o nome e o número de registro, no Conselho Regional de Medicina, do diretor técnico.

Capítulo XIV
DISPOSIÇÕES GERAIS

I - O médico portador de doença incapacitante para o exercício profissional, apurada pelo Conselho Regional de Medicina em procedimento administrativo com perícia médica, terá seu registro suspenso enquanto perdurar sua incapacidade.

II - Os médicos que cometerem faltas graves previstas neste Código e cuja continuidade do exercício profissional constitua risco de danos irreparáveis ao paciente ou à sociedade poderão ter o exercício profissional suspenso mediante procedimento administrativo específico.

III - O Conselho Federal de Medicina, ouvidos os Conselhos Regionais de Medicina e a categoria médica, promoverá a revisão e atualização do presente Código quando necessárias.

IV - As omissões deste Código serão sanadas pelo Conselho Federal de Medicina.

Fonte: CONSELHO FEDERAL DE MEDICINA. Código de Ética Médica e Legislação dos Conselhos de Medicina. Disponível em: www.cremerj.or.br. Acessado em 01.09.2013.

Presidência da República
Casa Civil
Subchefia para Assuntos Jurídicos

LEI Nº 12.732, DE 22 DE NOVEMBRO DE 2012.

Dispõe sobre o primeiro tratamento de paciente com neoplasia maligna comprovada e estabelece prazo para seu início.

A PRESIDENTA DA REPÚBLICA Faço saber que o Congresso Nacional decreta e eu sanciono a seguinte Lei:

Art. 1º O paciente com neoplasia maligna receberá, gratuitamente, no Sistema Único de Saúde (SUS), todos os tratamentos necessários, na forma desta Lei.

Parágrafo único. A padronização de terapias do câncer, cirúrgicas e clínicas, deverá ser revista e republicada, e atualizada sempre que se fizer necessário, para se adequar ao conhecimento científico e à disponibilidade de novos tratamentos comprovados.

Art. 2º O paciente com neoplasia maligna tem direito de se submeter ao primeiro tratamento no Sistema Único de Saúde (SUS), no prazo de até 60 (sessenta) dias contados a partir do dia em que for firmado o diagnóstico em laudo patológico ou em prazo menor, conforme a necessidade terapêutica do caso registrada em prontuário único.

§ 1º Para efeito do cumprimento do prazo estipulado no caput, considerar-se-á efetivamente iniciado o primeiro tratamento da neoplasia maligna, com a realização de terapia cirúrgica ou com o início de radioterapia ou de quimioterapia, conforme a necessidade terapêutica do caso.

§ 2º Os pacientes acometidos por manifestações dolorosas consequentes de neoplasia maligna terão tratamento privilegiado e gratuito, quanto ao acesso às prescrições e dispensação de analgésicos opiáceos ou correlatos.

Art. 3º O descumprimento desta Lei sujeitará os gestores direta e indiretamente responsáveis às penalidades administrativas.
Art. 4º Os Estados que apresentarem grandes espaços territoriais sem serviços especializados em oncologia deverão produzir planos regionais de instalação deles, para superar essa situação.
Art. 5º Esta Lei entra em vigor após decorridos 180 (cento e oitenta) dias de sua publicação oficial.
Brasília, 22 de novembro de 2012; 191º da Independência e 124º da República.
DILMA ROUSSEFF
José Eduardo Cardozo
Alexandre Rocha Santos Padilha
Este texto não substitui o publicado no DOU de 23.11.2012

Presidência da República
Casa Civil
Subchefia para Assuntos Jurídicos

LEI Nº 7.713, DE 22 DE DEZEMBRO DE 1988.

Vigência
Vide Medida Provisória nº 582, de 2012

Altera a legislação do imposto de renda e dá outras providências.

O PRESIDENTE DA REPÚBLICA, faço saber que o Congresso Nacional decreta e eu sanciono a seguinte Lei:

Art. 1º Os rendimentos e ganhos de capital percebidos a partir de 1º de janeiro de 1989, por pessoas físicas residentes ou domiciliados no Brasil, serão tributados pelo imposto de renda na forma da legislação vigente, com as modificações introduzidas por esta Lei.

Art. 2º O imposto de renda das pessoas físicas será devido, mensalmente, à medida em que os rendimentos e ganhos de capital forem percebidos.

Art. 3º O imposto incidirá sobre o rendimento bruto, sem qualquer dedução, ressalvado o disposto nos arts. 9º a 14 desta Lei. (Vide Lei 8.023, de 12.4.90)

§ 1º Constituem rendimento bruto todo o produto do capital, do trabalho ou da combinação de ambos, os alimentos e pensões percebidos em dinheiro , e ainda os proventos de qualquer natureza, assim também entendidos os acréscimos patrimoniais não correspondentes aos rendimentos declarados.

§ 2º Integrará o rendimento bruto, como ganho de capital, o resultado da soma dos ganhos auferidos no mês, decorrentes de alienação de bens ou direitos de qualquer natureza, considerando-se como ganho a diferença positiva entre o valor de transmissão do bem ou direito e o respectivo custo de aquisição corrigido monetariamente, observado o disposto nos arts. 15 a 22 desta Lei.

§ 3º Na apuração do ganho de capital serão consideradas as operações que importem alienação, a qualquer título, de bens ou direitos ou cessão ou promessa de cessão de direitos à sua aquisição, tais como as realizadas por compra e venda, permuta, adjudicação, desapropriação, dação em pagamento, doação, procuração em causa própria, promessa de compra e venda, cessão de direitos ou promessa de cessão de direitos e contratos afins.

§ 4º A tributação independe da denominação dos rendimentos, títulos ou direitos, da localização, condição jurídica ou nacionalidade da fonte, da origem dos bens produtores da renda, e da forma de percepção das rendas ou proventos, bastando, para a incidência do imposto, o benefício do contribuinte por qualquer forma e a qualquer título.

§ 5º Ficam revogados todos os dispositivos legais concessivos de isenção ou exclusão, da base de cálculo do imposto de renda das pessoas físicas, de rendimentos e proventos de qualquer natureza, bem como os que autorizam redução do imposto por investimento de interesse econômico ou social.

§ 6º Ficam revogados todos os dispositivos legais que autorizam deduções cedulares ou abatimentos da renda bruta do contribuinte, para efeito de incidência do imposto de renda.

Art. 4º Fica suprimida a classificação por cédulas dos rendimentos e ganhos de capital percebidos pelas pessoas físicas.

Art. 5º Salvo disposição em contrário, o imposto retido na fonte sobre rendimentos e ganhos de capital percebidos por pessoas físicas será considerado redução do apurado na forma dos arts. 23 e 24 desta Lei.

Art. 6º Ficam isentos do imposto de renda os seguinte rendimentos percebidos por pessoas físicas:

I - a alimentação , o transporte e os uniformes ou vestimentas especiais de trabalho, fornecidos gratuitamente pelo empregador a seus empregados, ou a diferença entre o preço cobrado e o valor de mercado;

II - as diárias destinadas, exclusivamente, ao pagamento de despesas de alimentação e pousada, por serviço eventual realizado em município diferente do da sede de trabalho;

III - o valor locativo do prédio construído, quando ocupado por seu proprietário ou cedido gratuitamente para uso do cônjuge ou de parentes de primeiro grau;

IV - as indenizações por acidentes de trabalho;

V - a indenização e o aviso prévio pagos por despedida ou rescisão de contrato de trabalho, até o limite garantido por lei, bem como o montante recebido pelos empregados e diretores, ou respectivos beneficiários, referente aos depósitos, juros e correção monetária creditados em contas vinculadas, nos termos da legislação do Fundo de Garantia do Tempo de Serviço;

VI - o montante dos depósitos, juros, correção monetária e quotas-partes creditados em contas individuais pelo Programa de Integração Social e pelo Programa de Formação do Patrimônio do Servidor Público;

VII - os seguros recebidos de entidades de previdência privada decorrentes de morte ou invalidez permanente do participante. (Redação dada pela Lei nº 9.250, de 1995)

VIII - as contribuições pagas pelos empregadores relativas a programas de previdência privada em favor de seus empregados e dirigentes;

IX - os valores resgatados dos Planos de Poupança e Investimento - PAIT, de que trata o Decreto-Lei nº 2.292, de 21 de novembro de 1986, relativamente à parcela correspondente às contribuições efetuadas pelo participante;

X - as contribuições empresariais a Plano de Poupança e Investimento - PAIT, a que se refere o art. 5º, § 2º, do Decreto-Lei nº 2.292, de 21 de novembro de 1986;

XI - o pecúlio recebido pelos aposentados que voltam a trabalhar em atividade sujeita ao regime previdenciário, quando dela se afastarem, e pelos trabalhadores que ingressarem nesse regime após completarem sessenta anos de idade, pago pelo Instituto Nacional de Previdência Social ao segurado ou a seus dependentes, após sua morte, nos termos do art. 1º da Lei nº 6.243, de 24 de setembro de 1975;

XII - as pensões e os proventos concedidos de acordo com os Decretos-Leis, nºs 8.794 e 8.795, de 23 de janeiro de 1946, e Lei nº 2.579, de 23 de agosto de 1955, e art. 30 da Lei nº 4.242, de 17 de julho de 1963, em decorrência de reforma ou falecimento de ex-combatente da Força Expedicionária Brasileira;

XIII - capital das apólices de seguro ou pecúlio pago por morte do segurado, bem como os prêmios de seguro restituídos em qualquer caso, inclusive no de renúncia do contrato;

XIV – os proventos de aposentadoria ou reforma motivada por acidente em serviço e os percebidos pelos portadores de moléstia profissional, tuberculose ativa, alienação mental, esclerose múltipla, neoplasia maligna, cegueira, hanseníase, paralisia irreversível e incapacitante, cardiopatia grave, doença de Parkinson, espondiloartrose anquilosante, nefropatia grave, hepatopatia grave, estados avançados da doença de Paget (osteíte deformante), contaminação por radiação, síndrome da imunodeficiência adquirida, com base em conclusão da medicina especializada, mesmo que a doença tenha sido contraída depois da aposentadoria ou reforma; (Redação dada pela Lei nº 11.052, de 2004)

XV - os rendimentos provenientes de aposentadoria e pensão, de transferência para a reserva remunerada ou de reforma pagos pela Previdência Social da União, dos Estados, do Distrito Federal e dos Municípios, por qualquer pessoa jurídica de direito público interno ou por entidade de previdência privada, a partir do mês em que o contribuinte completar 65 (sessenta e cinco) anos de idade, sem prejuízo da parcela isenta prevista na tabela de incidência mensal do imposto, até o valor de: (Redação dada pela Lei nº 11.482, de 2007)

a) R$ 1.313,69 (mil, trezentos e treze reais e sessenta e nove centavos), por mês, para o ano-calendário de 2007; (Incluído pela Lei nº 11.482, de 2007)

b) R$ 1.372,81 (mil, trezentos e setenta e dois reais e oitenta e um centavos), por mês, para o ano-calendário de 2008; (Incluído pela Lei nº 11.482, de 2007)

c) R$ 1.434,59 (mil, quatrocentos e trinta e quatro reais e cinqüenta e nove centavos), por mês, para o ano-calendário de 2009; (Incluído pela Lei nº 11.482, de 2007)

d) R$ 1.499,15 (mil, quatrocentos e noventa e nove reais e quinze centavos), por mês, para o ano-calendário de 2010; (Redação dada pela Lei nº 12.469, de 2011)

e) R$ 1.566,61 (mil, quinhentos e sessenta e seis reais e sessenta e um centavos), por mês, para o ano-calendário de 2011; (Incluída pela Lei nº 12.469, de 2011)

f) R$ 1.637,11 (mil, seiscentos e trinta e sete reais e onze centavos), por mês, para o ano-calendário de 2012; (Incluída pela Lei nº 12.469, de 2011)

g) R$ 1.710,78 (mil, setecentos e dez reais e setenta e oito centavos), por mês, para o ano-calendário de 2013; (Incluída pela Lei nº 12.469, de 2011)

h) R$ 1.787,77 (mil, setecentos e oitenta e sete reais e setenta e sete centavos), por mês, a partir do ano-calendário de 2014. (Incluída pela Lei nº 12.469, de 2011)

XVI - o valor dos bens adquiridos por doação ou herança;

XVII - os valores decorrentes de aumento de capital:

a) mediante a incorporação de reservas ou lucros que tenham sido tributados na forma do art. 36 desta Lei;

b) efetuado com observância do disposto no art. 63 do Decreto-Lei nº 1.598, de 26 de dezembro de 1977, relativamente aos lucros apurados em períodos-base encerrados anteriormente à vigência desta Lei;

XVIII - a correção monetária de investimentos, calculada aos mesmos índices aprovados para os Bônus do Tesouro Nacional - BTN, e desde que seu pagamento ou crédito ocorra em intervalos não inferiores a trinta dias;(Redação dada pela Lei nº 7.799, de 1989)

XIX - a diferença entre o valor de aplicação e o de resgate de quotas de fundos de aplicações de curto prazo;

XX - ajuda de custo destinada a atender às despesas com transporte, frete e locomoção do beneficiado e seus familiares, em caso de remoção de um município para outro, sujeita à comprovação posterior pelo contribuinte.

XXI - os valores recebidos a título de pensão quando o beneficiário desse rendimento for portador das doenças relacionadas no inciso XIV deste artigo, exceto as decorrentes de moléstia profissional, com base em conclusão da medicina especializada, mesmo que a doença tenha sido contraída após a concessão da pensão. (Incluído pela Lei nº 8.541, de 1992) (Vide Lei 9.250, de 1995)

XXII - os valores pagos em espécie pelos Estados, Distrito Federal e Municípios, relativos ao Imposto sobre Operações relativas à Circulação de Mercadorias e sobre Prestações de Serviços de Transporte Interestadual e Intermunicipal e de Comunicação - ICMS e ao Imposto sobre Serviços de Qualquer Natureza - ISS, no âmbito de programas de concessão de crédito voltados ao estímulo à solicitação de documento fiscal na aquisição de mercadorias e serviços. (Incluído pela Lei nº 11.945, de 2009). (Produção de efeitos).

XXIII - o valor recebido a título de vale-cultura. (Incluído pela Lei nº 12.761, de 2012)

Parágrafo único. O disposto no inciso XXII do caput deste artigo não se aplica aos prêmios recebidos por meio de sorteios, em espécie, bens ou serviços, no âmbito dos referidos programas. (Incluído pela Lei nº 11.945, de 2009). (Produção de efeitos).

Art. 7º Ficam sujeito à incidência do imposto de renda na fonte, calculado de acordo com o disposto no art. 25 desta Lei: (Vide: Lei nº 8.134, de 1990, Lei nº 8.383, de 1991, Lei nº 8.848, de 1994, Lei nº 9.250, de 1995)

I - os rendimentos do trabalho assalariado, pagos ou creditados por pessoas físicas ou jurídicas;

II - os demais rendimentos percebidos por pessoas físicas, que não estejam sujeitos à tributação exclusiva na fonte, pagos ou creditados por pessoas jurídicas.

§ 1º O imposto a que se refere este artigo será retido por ocasião de cada pagamento ou crédito e, se houver mais de um pagamento ou crédito, pela mesma fonte pagadora, aplicar-se-á a alíquota correspondente à soma dos rendimentos pagos ou creditados à pessoa física no mês, a qualquer título.

§ 2º - (Revogado pela Lei nº 8.218, de 1991)

§ 3º (Vetado).

Art. 8º Fica sujeito ao pagamento do imposto de renda, calculado de acordo com o disposto no art. 25 desta Lei, a pessoa física que receber de outra pessoa física, ou de fontes situadas no exterior, rendimentos e ganhos de capital que não tenham sido tributados na fonte, no País. (Vide: Lei nº 8.012, de 1990, Lei nº 8.134, de 1990, Lei nº 8.383, de 1991, e Lei nº 8.848, de 1994, Lei nº 9.250, de 1995)

§ 1º O disposto neste artigo se aplica, também, aos emolumentos e custas dos serventuários da justiça, como tabeliães, notários, oficiais públicos e outros, quando não forem remunerados exclusivamente pelos cofres públicos.

§ 2º O imposto de que trata este artigo deverá ser pago até o último dia útil da primeira quinzena do mês subseqüente ao da percepção dos rendimentos.

Art. 9º Quando o contribuinte auferir rendimentos da prestação de serviços de transporte, em veículo próprio locado, ou adquirido com reservas de domínio ou alienação fiduciária, o imposto de renda incidirá sobre:

I - 10% (dez por cento) do rendimento bruto, decorrente do transporte de carga; (Redação dada pela lei nº 12.794, de 2013)

II - sessenta por cento do rendimento bruto, decorrente do transporte de passageiros.

Parágrafo único. O percentual referido no item I deste artigo aplica-se também sobre o rendimento bruto da prestação de serviços com trator, máquina de terraplenagem, colheitadeira e assemelhados.

Art. 10. O imposto incidirá sobre dez por cento do rendimento bruto auferido pelos garimpeiros matriculados nos termos do art. 73 do Decreto-Lei nº 227, de 28 de fevereiro de 1967, remunerado pelo art. 2º do Decreto-Lei nº. 318, de 14 de março de 1967, na venda a empresas legalmente habilitadas de metais preciosos, pedras preciosas e semipreciosas por eles extraídos.

Parágrafo único. A prova de origem dos rendimentos de que trata este artigo far-se-á com base na via da nota de aquisição destinada ao garimpeiro pela empresa compradora.

Art. 11 Os titulares dos serviços notariais e de registro a que se refere o art. 236 da Constituição da República, desde que mantenham escrituração das receitas e das despesas, poderão deduzir dos emolumentos recebidos, para efeito da incidência do imposto:

I - a remuneração paga a terceiros, desde que com vínculo empregatício, inclusive encargos trabalhistas e previdenciários;

II - os emolumentos pagos a terceiros;

III - as despesas de custeio necessárias à manutenção dos serviços notariais e de registro.

§ 1º Fica ainda assegurada aos odontólogos a faculdade de deduzir, da receita decorrente do exercício da respectiva profissão, as despesas com a aquisição do material odontológico por eles aplicadas nos serviços prestados aos seus pacientes, assim como as despesas com o pagamento dos profissionais dedicados à prótese e à anestesia, eventualmente utilizados na prestação dos serviços, desde que, em qualquer caso, mantenham escrituração das receitas e despesas realizadas. (Incluído pela Lei nº 7.975, de 1989)

Art. 12. No caso de rendimentos recebidos acumuladamente, o imposto incidirá, no mês do recebimento ou crédito, sobre o total dos rendimentos, diminuídos do valor das despesas com ação judicial necessárias ao seu recebimento, inclusive de advogados, se tiverem sido pagas pelo contribuinte, sem indenização. (Vide: Lei nº 8.134, de 1990, Lei nº 8.383, de 1991, Lei nº 8.848, de 1994, Lei nº 9.250, de 1995)

Art. 12-A. Os rendimentos do trabalho e os provenientes de aposentadoria, pensão, transferência para a reserva remunerada ou reforma, pagos pela Previdência Social da União, dos Estados, do Distrito Federal e dos Municípios, quando correspondentes a anos-calendários anteriores ao do recebimento, serão tributados exclusivamente na fonte, no mês do recebimento ou crédito, em separado dos demais rendimentos recebidos no mês.(Incluído pela Lei nº 12.350, de 2010)

§ 1º O imposto será retido pela pessoa física ou jurídica obrigada ao pagamento ou pela instituição financeira depositária do crédito e calculado sobre o montante dos rendimentos pagos, mediante a utilização de tabela progressiva resultante da multiplicação da quantidade de meses a que se refiram os rendimentos pelos valores constantes da tabela progressiva mensal correspondente ao mês do recebimento ou crédito. (Incluído pela Lei nº 12.350, de 2010)

§ 2º Poderão ser excluídas as despesas, relativas ao montante dos rendimentos tributáveis, com ação judicial necessárias ao seu recebimento, inclusive de advogados, se tiverem sido pagas pelo contribuinte, sem indenização. (Incluído pela Lei nº 12.350, de 2010)

§ 3º A base de cálculo será determinada mediante a dedução das seguintes despesas relativas ao montante dos rendimentos tributáveis: (Incluído pela Lei nº 12.350, de 2010)

I – importâncias pagas em dinheiro a título de pensão alimentícia em face das normas do Direito de Família, quando em cumprimento de decisão judicial, de acordo homologado judicialmente ou de separação ou divórcio consensual realizado por escritura pública; e (Incluído pela Lei nº 12.350, de 2010)

II – contribuições para a Previdência Social da União, dos Estados, do Distrito Federal e dos Municípios. (Incluído pela Lei nº 12.350, de 2010)

§ 4º Não se aplica ao disposto neste artigo o constante no art. 27 da Lei nº 10.833, de 29 de dezembro de 2003, salvo o previsto nos seus §§ 1º e 3º. (Incluído pela Lei nº 12.350, de 2010)

§ 5º O total dos rendimentos de que trata o caput, observado o disposto no § 2º, poderá integrar a base de cálculo do Imposto sobre a Renda na Declaração de Ajuste Anual do ano-calendário do recebimento, à opção irretratável do contribuinte. (Incluído pela Lei nº 12.350, de 2010)

§ 6º Na hipótese do § 5º, o Imposto sobre a Renda Retido na Fonte será considerado antecipação do imposto devido apurado na Declaração de Ajuste Anual. (Incluído pela Lei nº 12.350, de 2010)

§ 7º Os rendimentos de que trata o caput, recebidos entre 1º de janeiro de 2010 e o dia anterior ao de publicação da Lei resultante da conversão da Medida Provisória nº 497, de 27 de julho de 2010, poderão ser tributados na forma deste artigo, devendo ser informados na Declaração de Ajuste Anual referente ao ano-calendário de 2010. (Incluído pela Lei nº 12.350, de 2010)

§ 8º (VETADO) (Incluído pela Lei nº 12.350, de 2010)

§ 9º A Secretaria da Receita Federal do Brasil disciplinará o disposto neste artigo. (Incluído pela Lei nº 12.350, de 2010)

Art. 13 (Revogado pela Lei nº 8.383, de 1991)

Art. 14 (Revogado pela Lei nº 8.383, de 1991)

I - (Revogado pela Lei nº 8.134, de 1990)

II - (Revogado pela Lei nº 8.383, de 1991)

§§ 1º a 7º - (Revogados pela Lei nº 8.134, de 1990)

Art. 15. (Revogado pela Lei nº 7.774, de 1989)

Art. 16. O custo de aquisição dos bens e direitos será o preço ou valor pago, e, na ausência deste, conforme o caso:

I - o valor atribuído para efeito de pagamento do imposto de transmissão;

II - o valor que tenha servido de base para o cálculo do Imposto de Importação acrescido do valor dos tributos e das despesas de desembaraço aduaneiro;

III - o valor da avaliação do inventário ou arrolamento;

IV - o valor de transmissão, utilizado na aquisição, para cálculo do ganho de capital do alienante;

V - seu valor corrente, na data da aquisição.

§ 1º O valor da contribuição de melhoria integra o custo do imóvel.

§ 2º O custo de aquisição de títulos e valores mobiliários, de quotas de capital e dos bens fungíveis será a média ponderada dos custos unitários, por espécie, desses bens.

§ 3º No caso de participação societária resultantes de aumento de capital por incorporação de lucros e reservas, que tenham sido tributados na forma do art. 36 desta Lei, o custo de aquisição é igual à parcela do lucro ou reserva capitalizado, que corresponder ao sócio ou acionista beneficiário.

§ 4º O custo é considerado igual a zero no caso das participações societárias resultantes de aumento de capital por incorporação de lucros e reservas, no caso de partes beneficiárias adquiridas gratuitamente, assim como de qualquer bem cujo valor não possa ser determinado nos termos previsto neste artigo.

Art. 17. O valor de aquisição de cada bem ou direito, expresso em cruzados novos, apurado de acordo com o artigo anterior, deverá ser corrigido monetariamente, a partir da data do pagamento, da seguinte forma: (Redação dada pela Lei nº 7.959, de 1989)

I - até janeiro de 1989, pela variação da OTN; (Incluído pela Lei nº 7.959, de 1989)

II - nos meses de fevereiro a abril de 1989, pelas seguintes variações: em fevereiro, 31,2025%; em março, 30,5774%; e em abril, 9,2415%; (Incluído pela Lei nº 7.959, de 1989)

III - a partir de maio de 1989, pela variação do BTN. (Incluído pela Lei nº 7.959, de 1989)

§ 1° Na falta de documento que comprove a data do pagamento, no caso de bens e direitos adquiridos até 31 de dezembro de 1988, a conversão poderá ser feita pelo valor da OTN no mês de dezembro do ano em que este tiver constado pela primeira vez na declaração de bens. (Redação dada pela Lei nº 7.799, de 1989)

§ 2º Os bens ou direitos da mesma espécie, pagos em datas diferentes, mas que constem agrupadamente na declaração de bens, poderão ser convertidos na forma do parágrafo anterior, desde que tomados isoladamente em relação ao ano da aquisição.

§ 3º No caso do parágrafo anterior, não sendo possível identificar o ano dos pagamentos, a conversão será efetuada tomando-se por base o ano da aquisição mais recente.

§ 4° No caso de aquisição com pagamento parcelado, a correção monetária será efetivada em relação a cada parcela. (Redação dada pela Lei nº 7.799, de 1989)

Art. 18. Para apuração do valor a ser tributado, no caso de alienação de bens imóveis, poderá ser aplicado um percentual de redução sobre o ganho de capital apurado, segundo o ano de aquisição ou incorporação do bem, de acordo com a seguinte tabela: (Vide Lei 8.023, de 1990)

Ano de Aquisição ou Incorporação	Percentual de Redução	Ano de Aquisição ou Incorporação	Percentual de Redução
Até 1969	100	1979	50
1970	95%	1980	45%
1971	90%	1981	40%
1972	85%	1982	35%
1973	80%	1983	30%
1974	75%	1984	25%
1975	70%	1985	20%
1976	65%	1986	15%
1977	60%	1987	10%
1978	55%	1988	5%

Parágrafo único. Não haverá redução, relativamente aos imóveis cuja aquisição venha ocorrer a partir de 1º de janeiro de 1989.

Art. 19. Valor da transmissão é o preço efetivo de operação de venda ou da cessão de direitos, ressalvado o disposto no art. 20 desta Lei.

Parágrafo único. Nas operações em que o valor não se expressar em dinheiro, o valor da transmissão será arbitrado segundo o valor de mercado.

Art. 20. A autoridade lançadora, mediante processo regular, arbitrará o valor ou preço, sempre que não mereça fé, por notoriamente diferente do de mercado, o valor ou preço informado pelo contribuinte, ressalvada, em caso de contestação, avaliação contraditória, administrativa ou judicial.

Parágrafo único. (Vetado).

Art. 21. Nas alienações a prazo, o ganho de capital será tributado na proporção das parcelas recebidas em cada mês, considerando-se a respectiva atualização monetária, se houver.

Art. 22. Na determinação do ganho de capital serão excluídos: (Vide Lei 8.023, de 1990)

I - o ganho de capital decorrente da alienação do único imóvel que o titular possua, desde que não tenha realizado outra operação nos últimos cinco anos e o valor da alienação não seja superior ao equivalente a trezentos mil BTN no mês da operação. (Redação dada pela Lei 8.134, de 1990) (Vide Lei nº 8.218, de 1991)

II - (Revogado pela Lei nº 8.014, de 1990)

III - as transferências causa mortis e as doações em adiantamento da legítima;

IV - o ganho de capital auferido na alienação de bens de pequeno valor, definido pelo Poder executivo.

Parágrafo único. Não se considera ganho de capital o valor decorrente de indenização por desapropriação para fins de reforma agrária, conforme o disposto no § 5º do art. 184 da Constituição Federal, e de liquidação de sinistro, furto ou roubo, relativo a objeto segurado.

Art. 23 (Revogado pela Lei nº 8.134, de 1990)

Art. 24 (Revogado pela Lei nº 8.134, de 1990)

Art. 25. O imposto será calculado, observado o seguinte: (Redação dada pela Lei nº 8.269, de 1991)

I - se o rendimento mensal for de até Cr$ 750.000,00, será deduzida uma parcela correspondente a Cr$ 250.000,00 e, sobre o saldo remanescente incidirá alíquota de 10%; (Redação dada pela Lei nº 8.269, de 1991)

II - se o rendimento mensal for superior a Cr$ 750.000,00, será deduzida uma parcela correspondente a Cr$ 550.000,00 e, sobre o saldo remanescente incidirá alíquota de 25%. (Redação dada pela Lei nº 8.269, de 1991)

§ 1° Na determinação da base de cálculo sujeita a incidência do imposto poderão ser deduzidos: (Redação dada pela Lei nº 8.269, de 1991)

a) Cr$ 20.000,00 por dependente, até o limite de cinco dependentes; (Redação dada pela Lei nº 8.269, de 1991)

b) Cr$ 250.000,00, correspondentes à parcela isenta dos rendimentos provenientes de aposentadoria e pensão, transferência para reserva remunerada ou reforma pagos pela Previdência Social da União, dos Estados, do Distrito Federal e dos Municípios, ou por qualquer pessoa jurídica de direito público interno, a partir do mês em que o contribuinte completar sessenta e cinco anos de idade; (Redação dada pela Lei nº 8.269, de 1991)

c) o valor da contribuição paga, no mês, para a Previdência Social da União, dos Estados, do Distrito Federal e dos Municípios; (Redação dada pela Lei nº 8.269, de 1991)

d) o valor da pensão judicial paga. (Redação dada pela Lei nº 8.269, de 1991)

§ 2° As disposições deste artigo aplicam-se aos pagamentos efetuados a partir de 1° de dezembro de 1991. (Redação dada pela Lei nº 8.269, de 1991)

Art. 26. O valor da Gratificação de Natal (13º salário) a que se referem as Leis nº 4.090, de 13 de julho de 1962, e de nº 4.281, de 8 de novembro de 1963, e o art. 10 do Decreto-Lei nº 2.413, de 10 de fevereiro de 1988, será tributado à mesma alíquota (art. 25) a que estiver sujeito o rendimento mensal do contribuinte, antes de sua inclusão. (Vide Lei nº 7.959, de 1989)

Art. 27. (Revogado pela Lei nº 9.250, de 1995)

Arts. 28 e 29 (Revogados pela Lei nº 8.134, de 1990)

Art. 30. Permanecem em vigor as isenções de que tratam os arts. 3º a 7º do Decreto-Lei nº 1.380, de 23 de dezembro de 1974, e o art. 5º da Lei nº 4.506, de 30 de novembro de 1964.

Art 31. Ficam sujeitos à incidência do imposto de renda na fonte, calculado de acordo com o disposto no art. 25 desta

Lei, relativamente à parcela correspondente às contribuições cujo ônus não tenha sido do beneficiário ou quando os rendimentos e ganhos de capital produzidos pelo patrimônio da entidade de previdência não tenham sido tributados na fonte: (Redação dada pela Lei nº 7.751, de 1989)

I - as importâncias pagas ou creditadas a pessoas físicas, sob a forma de resgate, pecúlio ou renda periódica, pelas entidades de previdência privada;

II - os valores resgatados dos Planos de Poupança e Investimento - PAIT de que trata o Decreto-Lei nº 2.292, de 21 de novembro de 1986.

§ 1º O imposto será retido por ocasião do pagamento ou crédito, pela entidade de previdência privada, no caso do inciso I, e pelo administrador da carteira, fundo ou clube PAIT, no caso do inciso II.

§ 2º (Vetado).

Art. 32. Ficam sujeitos à incidência do imposto de renda na fonte, à alíquota de vinte e cinco por cento:

I - os benefícios líquidos resultantes da amortização antecipada, mediante sorteio, dos títulos de economia denominados capitalização;

II - os benefícios atribuídos aos portadores de títulos de capitalização nos lucros da empresa emitente.

§ 1º A alíquota prevista neste artigo será de quinze por cento em relação aos prêmios pagos aos proprietários e criadores de cavalos de corrida.

§ 2º O imposto de que trata este artigo será considerado:

a) antecipação do devido na declaração de rendimentos, quando o beneficiário for pessoa jurídica tributada com base no lucro real;

b) devido exclusivamente na fonte, nos demais casos, inclusive quando o beneficiário for pessoa jurídica isenta.

§ 3º (Vetado).

Art. 33. Ressalvado o disposto em normas especiais, no caso de ganho de capital auferido por residente ou domiciliado no exterior, o imposto será devido, à alíquota de vinte e cinco por cento, no momento da alienação do bem ou direito.

Parágrafo único. O imposto deverá ser pago no prazo de quinze dias contados da realização da operação ou por ocasião da remessa, sempre que esta ocorrer antes desse prazo.

Art. 34. Na inexistência de outros bens sujeitos a inventário ou arrolamento, os valores relativos ao imposto de renda e outros tributos administrados pela Secretaria da Receita Federal, bem como o resgate de quotas dos fundos fiscais criados pelos Decretos-Leis nºs 157, de 10 de fevereiro de 1967, e 880, de 18 de setembro de 1969, não recebidos em vida pelos respectivos titulares, poderão ser restituídos ao cônjuge, filho e demais dependentes do contribuinte falecido, inexigível a apresentação de alvará judicial.

Parágrafo único. Existindo outros bens sujeitos a inventário ou arrolamento, a restituição ao meeiro, herdeiros ou sucessores, far-se-á na forma e condições do alvará expedido pela autoridade judicial para essa finalidade.

Art. 35. O sócio quotista, o acionista ou titular da empresa individual ficará sujeito ao imposto de renda na fonte, à alíquota de oito por cento, calculado com base no lucro líquido apurado pelas pessoas jurídicas na data do encerramento do período-base. (Vide RSF nº 82, de 1996)

§ 1º Para efeito da incidência de que trata este artigo, o lucro líquido do período-base apurado com observância da legislação comercial, será ajustado pela:

a) adição do valor das provisões não dedutíveis na determinação do lucro real, exceto a provisão para o imposto de renda;

b) adição do valor da reserva de reavaliação, baixado no curso do período-base, que não tenha sido computado no lucro líquido;

c) exclusão do valor, corrigido monetariamente, das provisões adicionadas, na forma da alínea a, que tenham sido baixadas no curso do período-base, utilizando-se a variação do BTN Fiscal. (Redação dada pela Lei nº 7.799, de 1989)

d) compensação de prejuízos contábeis apurados em balanço de encerramento de período-base anterior, desde que tenham sido compensados contabilmente, ressalvado do disposto no § 2º deste artigo.

e) exclusão do resultado positivo de avaliação de investimentos pelo valor de patrimônio líquido; (Incluída pela Lei nº 7.959, de 1989)

f) exclusão dos lucros e dividendos derivados de investimentos avaliados pelo custo de aquisição, que tenham sido computados como receita; (Incluída pela Lei nº 7.959, de 1989)

g) adição do resultado negativo da avaliação de investimentos pelo valor de patrimônio líquido. (Incluída pela Lei nº 7.959, de 1989)

§ 2º Não poderão ser compensados os prejuízos:

a) que absorverem lucros ou reservas que não tenham sido tributados na forma deste artigo;

b) absorvidos na redução de capital que tenha sido aumentado com os benefícios do art. 63 do Decreto-Lei nº 1.598, de 26 de dezembro de 1977.

§ 3º O disposto nas alíneas a e c do § 1º não se aplica em relação às provisões admitidas pela Comissão de Valores Mobiliários, Banco Central do Brasil e Superintendência de Seguros Privados, quando contribuídas por pessoas jurídicas submetidas à orientação normativa dessas entidades.

§ 4º O imposto de que trata este artigo:

a) será considerado devido exclusivamente na fonte, quando o beneficiário do lucro for pessoa física;

b) (Revogada pela Lei nº 7.759, de 1989)

c) poderá ser compensado com o imposto incidente na fonte sobre a parcela dos lucros apurados pelas pessoas jurídicas, que corresponder à participação de beneficiário, pessoa física ou jurídica, residente ou domiciliado no exterior.

§ 5º É dispensada a retenção na fonte do imposto a que se refere este artigo sobre a parcela do lucro líquido que corresponder à participação de pessoa jurídica imune ou isenta do imposto de renda. (Redação dada pela Lei 7.730, de 1989)

§ 6º O disposto neste artigo se aplica em relação ao lucro líquido apurado nos períodos-base encerrados a partir da data da vigência desta Lei.

Art. 36. Os lucros que forem tributados na forma do artigo anterior, quando distribuídos, não estarão sujeitos à incidência do imposto de renda na fonte.

Parágrafo único. Incide, entretanto, o imposto de renda na fonte;

a) em relação aos lucros que não tenham sido tributados na forma do artigo anterior;

b) no caso de pagamento, crédito, entrega, emprego ou remessa de lucros, quando o beneficiário for residente ou domiciliado no exterior.

Art. 37. O imposto a que se refere o art. 36 desta lei será convertido em número de OTN, pelo valor desta no mês de encerramento do período-base e deverá ser pago até o último dia útil do quarto mês subseqüente ao do encerramento do período-base.

Art. 38. O disposto no art. 63 do Decreto-Lei nº 1.598, de 26 de dezembro de 1977, somente se aplicará aos lucros e reservas relativos a resultados de períodos-base encerrados à data da vigência desta Lei.

Art. 39. O disposto no art. 36 desta Lei não se aplicará às sociedades civis de que trata o art. 1º do Decreto-Lei nº 2.397, de 21 de dezembro de 1987.

Art 40. Fica sujeita ao pagamento do imposto de renda à alíquota de dez por cento, a pessoa física que auferir ganhos líquidos nas operações realizadas nas bolsas de valores, de mercadorias, de futuros e assemelhadas, ressalvado o disposto no inciso II do art. 22 desta Lei. (Redação dada pela Lei nº 7.751, de 1989) (Vide Lei nº 8.012, de 1990)

§ 1º Considera-se ganho líquido o resultado positivo auferido nas operações ou contratos liquidados em cada mês, admitida a dedução dos custos e despesas efetivamente incorridos, necessários à realização das operações, e à compensação das perdas efetivas ocorridas no mesmo período.

§ 2º O ganho líquido será constituído: (Redação dada pela Lei 7.730, de 1989)

a) no caso dos mercados à vista, pela diferença positiva entre o valor de transmissão do ativo e o custo de aquisição do mesmo; (Redação dada pela Lei 7.730, de 1989)

b) no caso do mercado de opções: (Redação dada pela Lei 7.730, de 1989)

1. nas operações tendo por objeto a opção, a diferença positiva apurada entre o valor das posições encerradas ou não exercidas até o vencimento da opção; (Redação dada pela Lei 7.730, de 1989)

2. nas operações de exercício, a diferença positiva apurada entre o valor de venda à vista ou o preço médio à vista na data do exercício e o preço fixado para o exercício, ou a diferença positiva entre o preço do exercício acrescido do prêmio e o custo de aquisição; (Redação dada pela Lei 7.730, de 1989)

c) no caso dos mercados a termo, a diferença positiva apurada entre o valor da venda à vista ou o preço médio à vista na data da liquidação do contrato a termo e o preço neste estabelecido;

d) no caso dos mercados futuros, o resultado líquido positivo dos ajustes diários apurados no período.

§ 3º Se o contribuinte apurar resultado negativo no mês será admitida a sua apropriação nos meses subseqüente. (Redação dada pela Lei 7.730, de 1989)

§ 4º O imposto deverá ser pago até o último dia útil da primeira quinzena do mês subseqüente ao da percepção dos rendimentos.

§ 5º (Revogado pela Lei nº 8.014, de 1990)

§ 6º O Poder Executivo poderá baixar normas para apuração e demonstração de ganhos líquidos, bem como autorizar a compensação de perdas entre dois ou mais mercados ou modalidades operacionais, previstos neste artigo.

Art. 41. As deduções de despesas, bem como a compensação de perdas previstas no artigo anterior, serão admitidas exclusivamente para as operações realizadas em mercados organizados, geridos ou sob a responsabilidade de instituição credenciada pelo Poder Executivo e com objetivos semelhantes aos das bolsas de valores, de mercadorias ou de futuros.

Art. 42 (Revogado pela Lei nº 8.134, de 1990)

Art. 43. Fica sujeito à incidência do imposto de renda na fonte, à alíquota de vinte e cinco por cento, o rendimento real produzido por quaisquer aplicações financeiras, inclusive em fundos em condomínio, clubes de investimento e cadernetas de poupança, mesmo as do tipo pecúlio.

§ 1º O disposto neste artigo aplica-se também a operações de financiamento realizadas em bolsas de valores, de mercadorias, de futuros e assemelhadas.

§ 2º O disposto neste artigo não se aplica aos rendimentos ganhos de capital auferidos:

a) em aplicações do fundo de curto prazo, tributados nos termos do Decreto-Lei nº 2.458, de 25 de agosto de 1988;

b - em operações financeiras de curto prazo, assim consideradas as de prazo inferior a noventa dias, que serão tributadas às seguintes alíquotas, sobre o rendimento bruto: (Redação dada pela Lei 7.730, de 1989)

1. dez por cento quando o beneficiário do rendimento se identificar; (Incluído pela Lei 7.730, de 1989)

2. trinta por cento quando o beneficiário não se identificar. (Incluído pela Lei 7.730, de 1989)

§ 3º As operações compromissadas de curto prazo que tenham por objeto Letras Financeiras do Tesouro - LFT e títulos estaduais e municipais do tipo LFT, serão tributadas pela alíquota de quarenta por cento incidente sobre o rendimento que ultrapassar da taxa referencial acumulada da LFT, divulgada pelo Banco Central do Brasil. (Redação dada pela Lei 7.730, de 1989)

§ 4º. Considera-se rendimento real: (Redação dada pela Lei 7.730, de 1989)

a) nas operações prefixadas e com taxas flutuantes, o rendimento que exceder da variação do IPC - Índice de Preço ao Consumidor, verificado entre a data da aplicação e do resgate; (Incluída pela Lei 7.730, de 1989)

b) no caso das operações com cláusula de correção monetária, a parcela do rendimento que exceder da variação do índice pactuado, verificado entre a data da aplicação e do resgate. (Incluída pela Lei 7.730, de 1989)

§ 5º (Revogado pela Lei 7.730, de 1989)

§ 6º O imposto deverá ser retido pela fonte pagadora:

a) (Revogada pela Lei 7.730, de 1989)

b) no caso de cadernetas de poupança, na data do pagamento ou créditos dos rendimentos;

c) no caso de operações de financiamento realizados em bolsas de valores, de mercadorias, de futuros e assemelhadas, na liquidação;

d) nos demais casos, na data da cessão, liquidação ou resgate.

§ 7º (Vetado).

§ 8º No caso de aplicações em fundos de condomínio e clubes de investimento, efetuadas até 31 de dezembro de 1988, o rendimento real será determinado tomando-se por base o valor da quota no dia 1º de janeiro de 1989.

§ 9º No caso de depósito em cadernetas de poupança, efetuado até 31 de dezembro de 1988, o rendimento real será determinado a partir do primeiro dia posterior ao do primeiro crédito efetuado na conta do beneficiário no mês de janeiro de 1989.

§ 10. No caso de cadernetas de poupança, o imposto de que trata este artigo incidirá sobre a parcela do rendimento real que exceder ao valor correspondente a sessenta OTNs vigente para o mês.

§ 11. Na determinação da base de cálculo do imposto será excluída a parcela de rendimentos intermediários, recebida e já tributada na fonte.

Art. 44. O imposto de que trata o artigo anterior será considerado:

I - antecipação do devido na declaração de rendimentos, quando o beneficiário for pessoa jurídica tributada com base no lucro real;

II - devido exclusivamente na fonte nos demais casos, inclusive quando o beneficiário for pessoa jurídica isenta, observado o disposto no art. 47 desta lei.

Art. 45 (Revogado pela Lei nº 8.134, de 1990)

Art. 46 (Revogado pela Lei 7.730, de 1989)

Art. 47. Fica sujeito à incidência do imposto de renda exclusivamente na fonte, à alíquota de trinta por cento, todo rendimento real ou ganho de capital pago a beneficiário não identificado.

Art. 48. A tributação de que tratam os arts. 7º, 8º e 23 não se aplica aos rendimentos e ganhos de capital tributados na forma dos arts. 41 e 47 desta Lei.

Art. 49. O disposto nesta Lei não se aplica aos rendimentos da atividade agrícola e pastoril, que serão tributados na forma da legislação específica.

Art. 50. (Vetado).

Art. 51. A isenção do imposto de renda de que trata o art. 11, item I, da Lei nº 7.256, de 27 de novembro de 1984, não se aplica à empresa que se encontre nas situações previstas no art. 3º, itens I a V, da referida Lei, nem às empresas que prestem serviços profissionais de corretor, despachante, ator, empresário e produtor de espetáculos públicos, cantor, músico, médico, dentista, enfermeiro, engenheiro, físico, químico, economista, contador, auditor, estatístico, administrador, programador, analista de sistema, advogado, psicólogo, professor, jornalista, publicitário, ou assemelhados, e qualquer outra profissão cujo exercício dependa de habilitação profissional legalmente exigida.

Art. 52. A falta ou insuficiência de recolhimento do imposto ou de quota deste, nos prazos fixados nesta Lei, apresentada ou não a declaração, sujeitará o contribuinte às multas e acréscimos previstos na legislação do imposto de renda.

Art. 53. Os juros e as multas serão calculados sobre o imposto ou quota, observado o seguinte: (Redação dada pela Lei nº 7.799, de 1989)

a) quando expresso em BTN serão convertidos em cruzados novos pelo valor do BTN no mês do pagamento; (Incluída pela Lei nº 7.799, de 1989)

b) quando expresso em BTN Fiscal, serão convertidos em cruzados novos pelo valor do BTN Fiscal no dia do pagamento.(Incluída pela Lei nº 7.799, de 1989)

Art. 54. Fica o Poder Executivo autorizado a implantar medidas de estímulo à eficiência da atividade fiscal em programas especiais de fiscalização.

Art. 55. Fica reduzida para um por cento a alíquota aplicável às importâncias pagas ou creditadas, a partir do mês de janeiro de 1989, a pessoas jurídicas, civis ou mercantis, pela prestação de serviços de limpeza, conservação, segurança, vigilância e por locação de mão-de-obra de que trata o art. 3º do Decreto-Lei nº 2.462, de 30 de agosto de 1988. (Vide Medida Provisória nº 232, de 2004)

Art. 56. (Revogado pela Lei nº 9.430, de 1996)

Art. 57. Esta Lei entra em vigor em 1º de janeiro de 1989.

Art. 58. Revogam-se o art. 50 da Lei nº 4.862, de 29 de novembro de 1965, os arts. 1º a 9º do Decreto-Lei nº 1.510, de 27 de dezembro de 1976, os arts. 65 e 66 do Decreto-Lei nº 1.598, de 26 de dezembro de 1977, os arts. 1º a 4º do Decreto-Lei nº 1.641, de 7 de dezembro de 1978, os arts. 12 e 13 do Decreto-Lei nº 1.950, de 14 de julho de 1982, os arts. 15 e 100 da Lei nº 7.450, de 23 de dezembro de 1985, o art. 18 do Decreto-Lei nº 2.287, de 23 de julho de 1986, o item IV e o parágrafo único do art. 12 do Decreto-Lei nº 2.292, de 21 de novembro de 1986, o item III do art. 2º do Decreto-Lei nº 2.301, de 21 de novembro de 1986, o item III do art. 7º do Decreto-Lei nº 2.394, de 21 de dezembro de 1987, e demais disposições em contrário.

Brasília, 22 de dezembro de 1988; 167º da Independência e 100º da República.

JOSÉ SARNEY

Mailson Ferreira da Nóbrega

Este texto não substitui o publicado no D.O. de 23.12.1998

www.ingramcontent.com/pod-product-compliance
Lightning Source LLC
LaVergne TN
LVHW010604160826
845677LV00013B/3239

* 9 7 8 6 5 0 0 5 4 7 7 3 3 *